Vinej Somaraj

Maloclusão

Vinej Somaraj

Maloclusão

ScienciaScripts

Imprint

Any brand names and product names mentioned in this book are subject to trademark, brand or patent protection and are trademarks or registered trademarks of their respective holders. The use of brand names, product names, common names, trade names, product descriptions etc. even without a particular marking in this work is in no way to be construed to mean that such names may be regarded as unrestricted in respect of trademark and brand protection legislation and could thus be used by anyone.

Cover image: www.ingimage.com

This book is a translation from the original published under ISBN 978-613-9-89139-9.

Publisher:
Sciencia Scripts
is a trademark of
Dodo Books Indian Ocean Ltd. and OmniScriptum S.R.L publishing group

120 High Road, East Finchley, London, N2 9ED, United Kingdom
Str. Armeneasca 28/1, office 1, Chisinau MD-2012, Republic of Moldova, Europe
Printed at: see last page
ISBN: 978-620-5-62655-9

Índice:

Capítulo 1   5

Capítulo 2   17

Capítulo 3   24

Capítulo 4   31

Capítulo 5   54

INTRODUÇÃO

A oclusão é definida de uma forma em que os dentes superiores e inferiores intercambiam entre si em todas as posições e movimentos mandibulares.

É o resultado do controlo neuromuscular dos componentes dos sistemas de mastigação nomeadamente: dentes, estruturas periodontais, maxilares e mandibulares, articulações temporomandibulares e os seus músculos e ligamentos associados.

OCLUSÃO IDEAL

Uma oclusão ideal é um conceito hipotético ou teórico baseado na anatomia dos dentes e raramente encontrado na natureza.

O conceito é aplicado a uma condição em que as bases esqueléticas da maxila e da mandíbula têm o tamanho correcto entre si e os dentes devem estar em relação correcta nos três planos do espaço em repouso

A maloclusão dos dentes não é realmente uma doença na forma como a cárie dentária e a periodontite são doenças.

> É mais um reflexo da variação natural que ocorre num sistema biológico.
> O estudo da oclusão é um aspecto importante da medicina dentária.

O termo "Oclusão" tem tanto aspectos "estáticos" como "dinâmicos".

> "Estático" refere-se à forma, alinhamento e articulação dos dentes dentro e entre os arcos, e a relação dos dentes com a sua estrutura de suporte.
> "Dinâmico" refere-se à função do sistema estomatognático como um todo, incluindo dentes, estrutura de suporte, articulação temporomandibular, sistemas neuromusculares e nutritivos.

"Ângulo" definido "Oclusão" como a relação normal dos planos inclinados oclusais dos dentes quando os maxilares estão fechados.

"O acto de encerramento ou processo de ser encerrado" - Ricketts Dorland's Medical Dictionary

OCLUSÃO NORMAL

A oclusão normal é quando os molares superiores e inferiores estavam numa relação em que a cúspide mesiovestibular do molar superior occluída no bosque vestibular do molar inferior e os dentes estavam dispostos numa linha de oclusão suavemente curvada - Ângulo (1899)

Andrews (1972) - "Six keys to normal oclusion" (Seis chaves para uma oclusão normal)

1. Relação molar
2. Angulação correcta da coroa (ponta mesiodistal da coroa)
3. Inclinação correcta da coroa (torque labiolingue ou buccolingue)
4. Ausência de rotações
5. Contactos proximais apertados
6. Plano oclusal plano

Works by Roth (1981) adicionou algumas teclas funcionais às seis teclas anteriores à oclusão normal por Andrew:

1. A relação cêntrica e a oclusão cêntrica devem ser coincidentes.
2. Na protrusão, os incisivos devem excluir os dentes posteriores, com a orientação fornecida pelas bordas incisais inferiores passando ao longo do contorno palatino dos incisivos superiores.
3. Em excursões laterais da mandíbula, o canino deve guiar o lado de trabalho, enquanto todos os outros dentes desse e do outro lado estão excluídos.
4. Quando os dentes estão em oclusão cêntrica, deve haver mesmo contactos bilaterais nos segmentos vestibulares.

RELAÇÃO CÊNTRICA

A relação maxilomandibular em que os côndilos se articulam com a parte avascular mais fina dos seus respectivos discos com o complexo na posição anterior-superior contra as formas das eminências articulares. Esta posição é independente do contacto dentário. Esta posição é clinicamente discernível quando a mandíbula é dirigida de forma superior e anterior. Está restrita a um movimento puramente rotativo sobre o eixo horizontal transversal (Glossário de Termos Prostodônticos - 5)

RELAÇÃO CÊNTRICA

A relação mais posterior do maxilar inferior para o superior, a partir da qual podem ser feitos movimentos laterais numa dada dimensão vertical (Boucher)

Denota a relação da mandíbula com a maxila quando a mandíbula se encontra na sua posição mais posterior

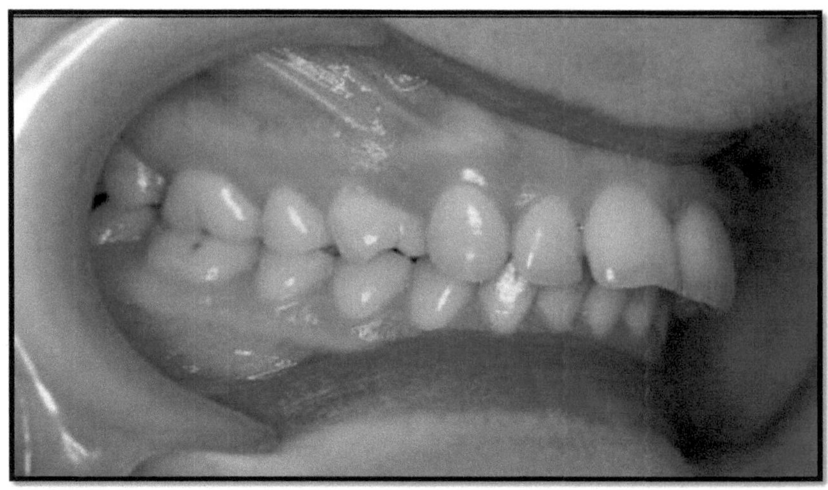

OCLUSÃO CÊNTRICA

Oclusão dos dentes opostos quando a mandíbula está em relação cêntrica

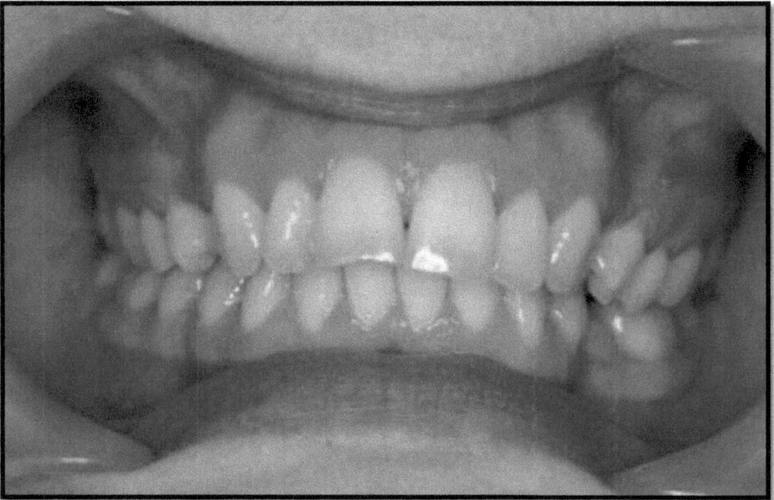

MALOCCLUSÃO

A maloclusão é o posicionamento incorrecto dos dentes e dos maxilares. É uma variação do crescimento e desenvolvimento normal que pode afectar a mordida, a capacidade de limpar adequadamente os dentes, a saúde do tecido gengival, o crescimento da mandíbula, o desenvolvimento da fala e a aparência

Capítulo 1

Definições:

1. A maloclusão é definida pelo Dental Practice Board como "uma oclusão anormal em que os dentes não se encontram numa posição normal em relação aos dentes adjacentes no mesmo maxilar e/ou os dentes opostos quando os maxilares estão fechados".
2. A Biblioteca Nacional de Medicina dos EUA/ Instituto Nacional de Saúde (Medline) afirma que a maloclusão "significa que os dentes não estão alinhados correctamente".
3. A condição em que as estruturas dentárias não estão em equilíbrio aceitável entre si ou com as estruturas faciais e/ou o crânio, interferindo assim ou representando uma potencial ameaça ao desenvolvimento e manutenção normal dos tecidos, função efectiva ou um problema de comportamento psicológico - Fisk (1960)
4. A Organização Mundial de Saúde (1987), tinha incluído a maloclusão sob o título de Handicapping Dento Facial Anomaly, definida como uma anomalia que provoca desfiguração ou que impede o funcionamento, e que requer tratamento "se a desfiguração ou defeito funcional fosse susceptível de constituir um obstáculo ao bem-estar físico ou emocional do paciente".

TIPOS DE MALOCLUSÃO

1. Maloclusão intra-arco
2. Maloclusão Inter-arco
3. Maloclusão esquelética

MALOCLUSÃO INTRA-ARCO

> Inclinação

- Inclinação Mesial

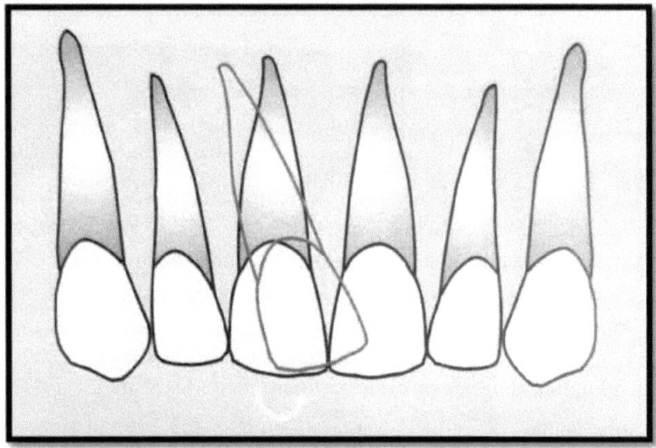

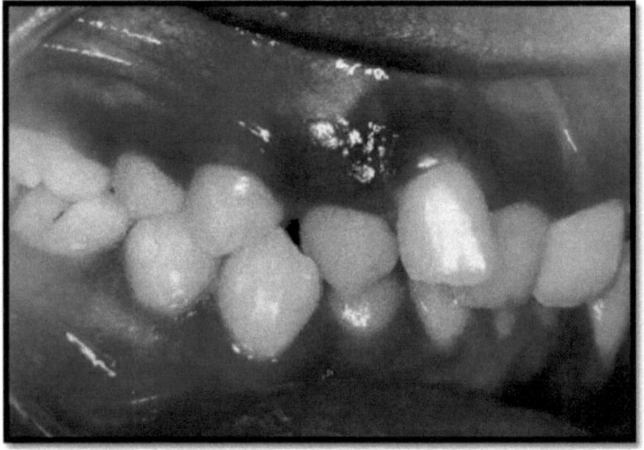

- Inclinação distal

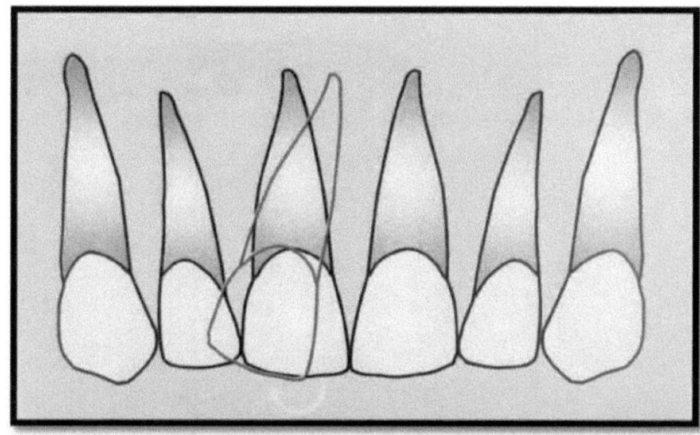

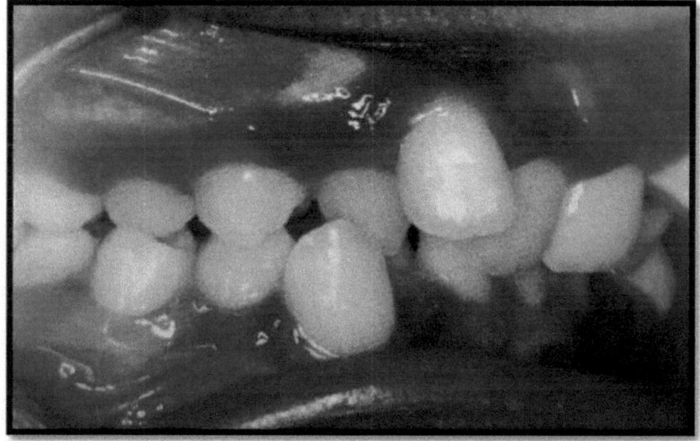

- Inclinação labial

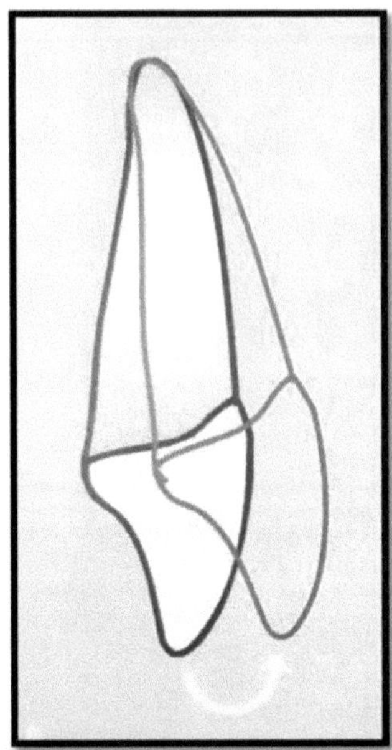

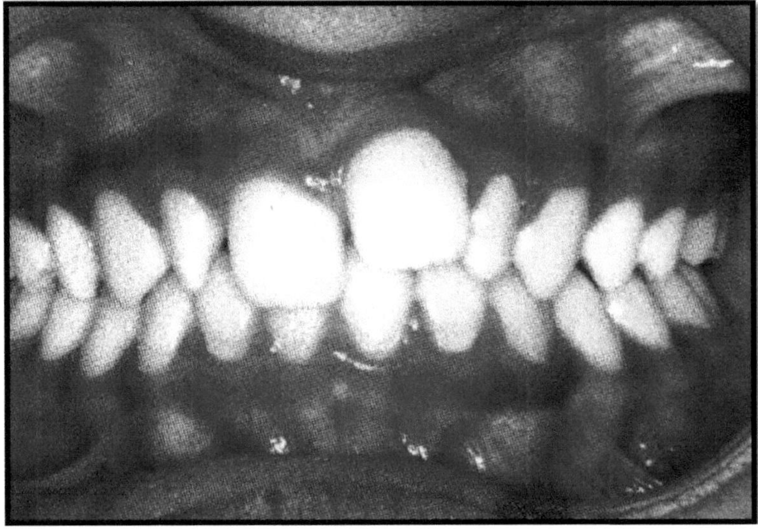

- Inclinação Linguística

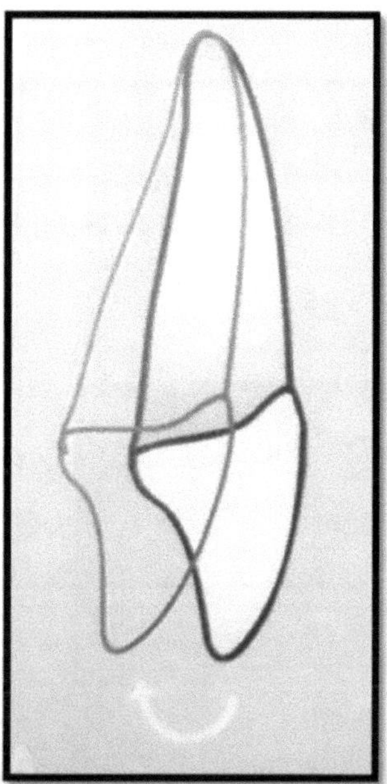

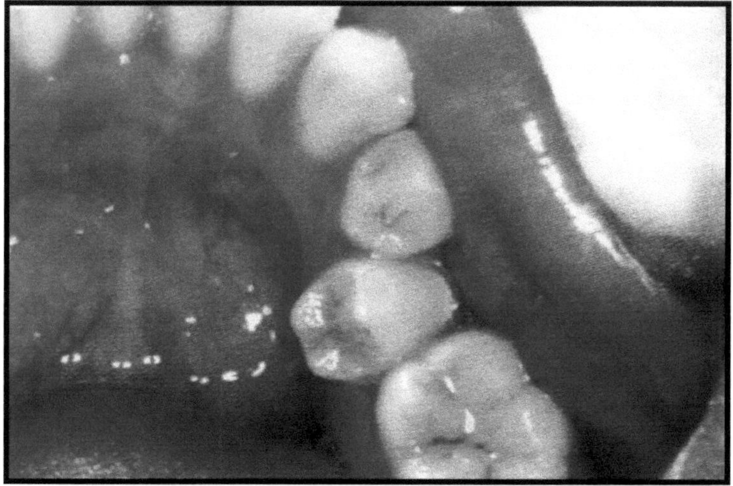

- Deslocamento Mesial

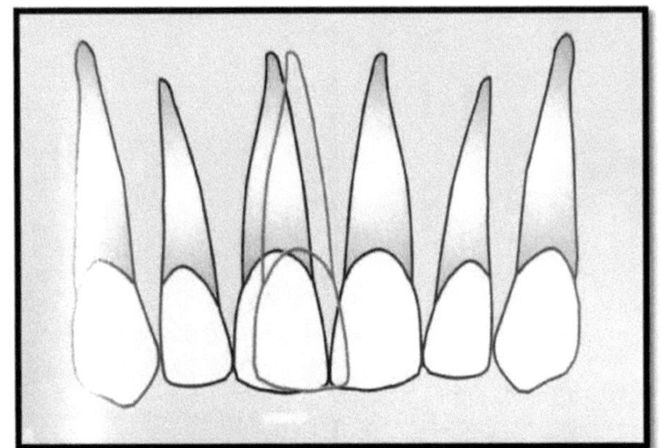

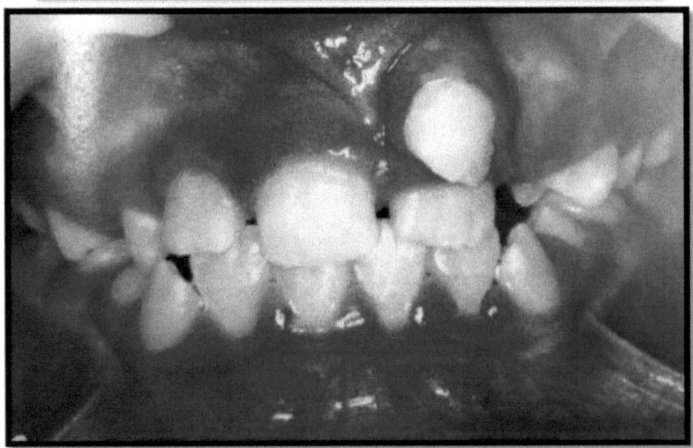

- Deslocamento Distal

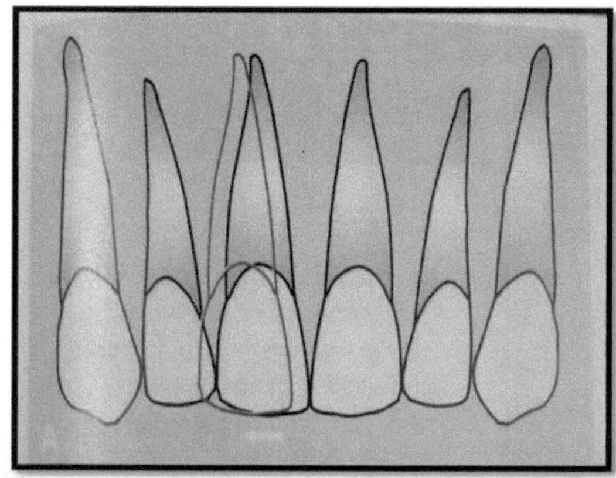

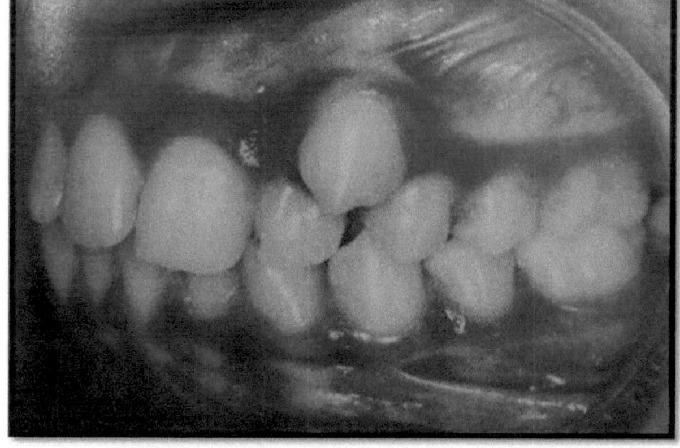

11

- Deslocamento labial

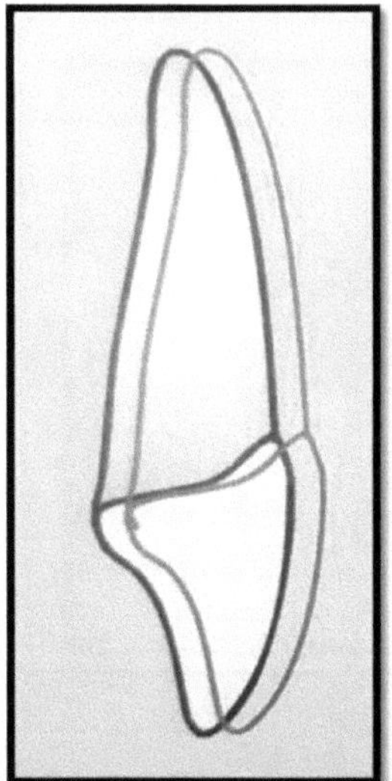

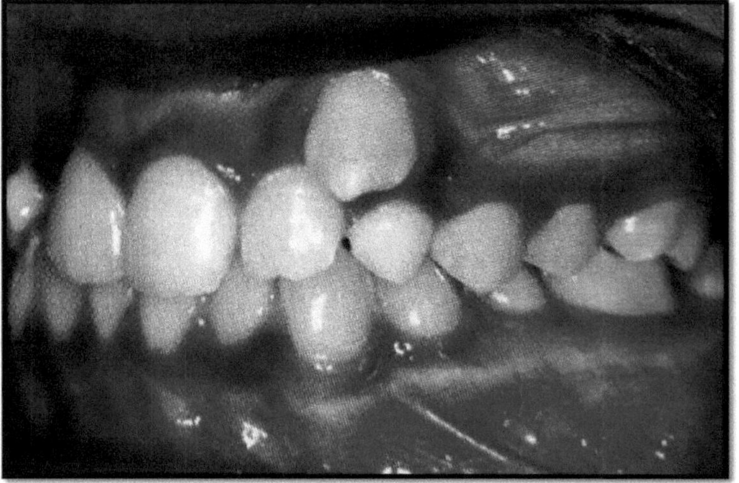

- Deslocamento Linguístico

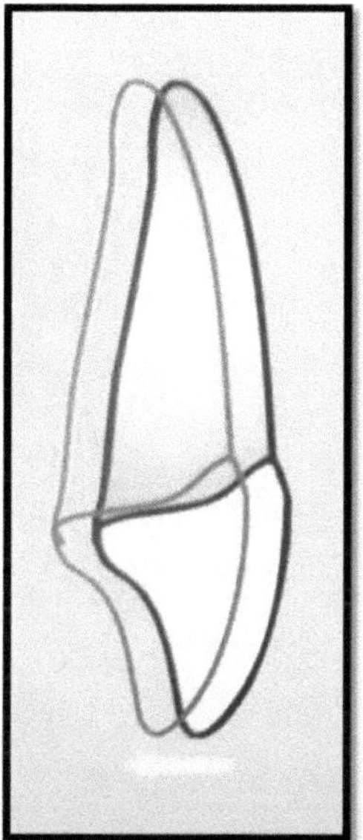

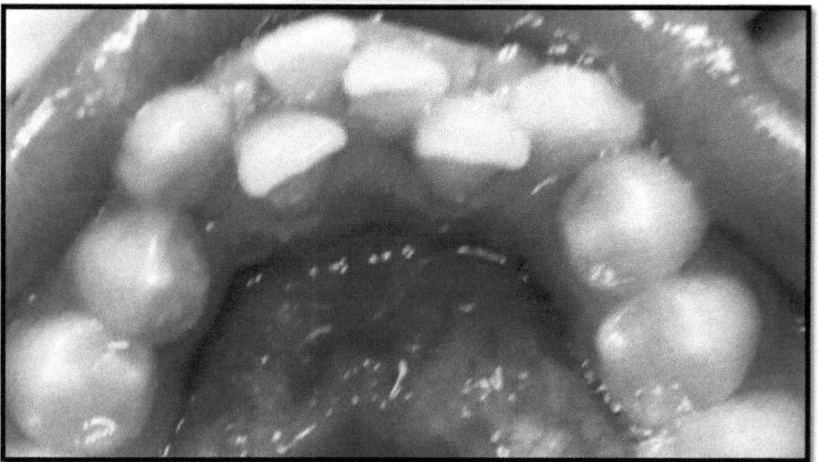

- Rotação Mesio-lingual ou Disto-bucal

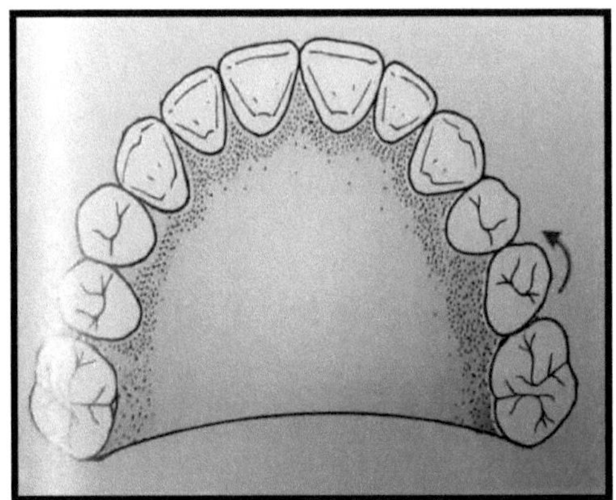

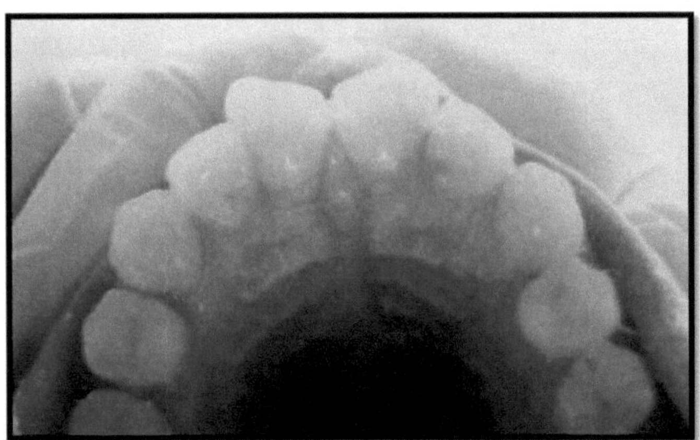

- Rotação Mesio-bucal ou Disto-lingual

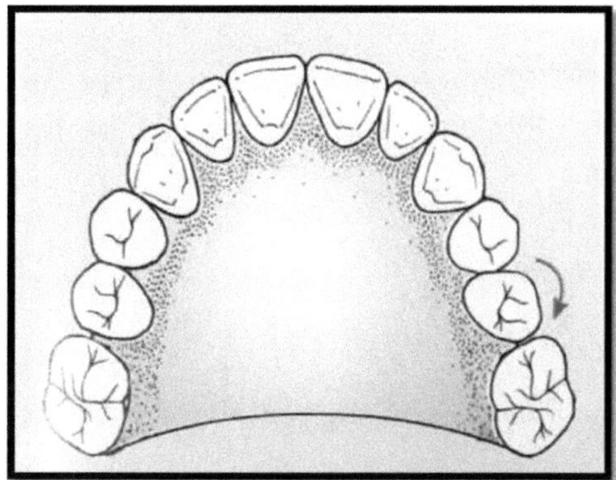

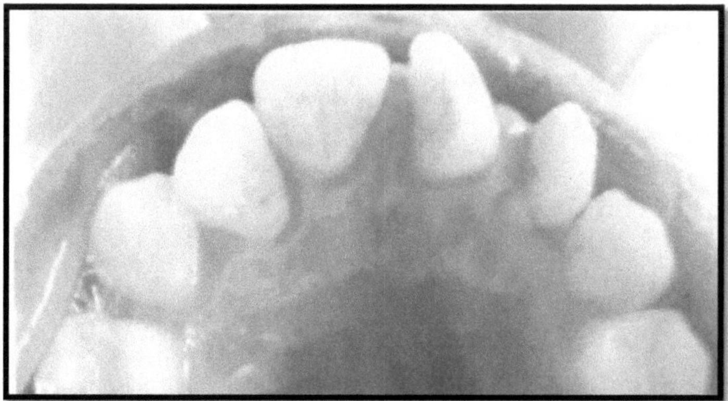

> Transposição

MALOCLUSÃO INTER-ARQUITETURA

> Maloclusão Aviária Sagittal

- Maloclusão pré-normal
- Maloclusão pós-normal

> Maloclusão de Avião Vertical

- Mordida Profunda
- Mordida Aberta

> Maloclusão de Avião Transverso

MALOCLUSÃO ESQUELÉTICA

- Maloclusão causada por anomalias na maxila ou mandíbula
- Os defeitos podem estar no tamanho, posição ou relação entre as mandíbulas
- Ocorre em qualquer um dos três planos do espaço - Planos sagital, vertical e transversal

Maloclusão Esquelética Aviária Sagital

> Prognatismo

> Retrognatismo

> Combinação

Maloclusão Esquelética Transversa Aviária

> Mordidas cruzadas

Capítulo 2

CLASSIFICAÇÕES DE MALOCLUSÃO

1. Classificação de Ângulos
2. Dewey's Modificação da Classificação de Angle
3. Classificação da Bennette
4. Classificação do esqueleto
5. Sistema Ackerman-Profitt de Classificação
6. Classificação de Incisivos

CLASSIFICAÇÃO DO ÂNGULO - ÂNGULO EDWARD (1899)

> Com base na relação mesiodistal dos dentes, arcos dentários e maxilares

> Maxilar primeiro molar: Ponto anatómico fixo dentro da mandíbula - Chave de oclusão

Classificação de Ângulos

> Angle's Classe I

> Classe II Angle's

- Divisão 1 da Classe II da Angle
- Classe II Divisão 2 do Angle

> Angle's Classe III

Pseudo Classe III Maloclusão

A mandíbula desloca-se anteriormente na fossa glenoidal devido ao contacto prematuro dos dentes quando as mandíbulas são reunidas em oclusão cêntrica

Subdivisão da Classe III da Classificação Angle

Relação molar de classe III de um lado e classe I de um lado

Dewey's Modification of Angle's Classification - Dewey (1915)

Modificações da Classe I da Angle

> Tipo1 :Angle'sClass Iwith   crowded maxillary anterior teeth

> Type2 :Angle'sClass Iwith maxillaryincisors   in labio-version (proclined)

> Tipo3 :Angle'sClass Iwith maxillaryincisor   in linguo-version (anteriors   incross-bite)

> Type4 :Molarsand/orpremolars arein   bucco or linguo-version;
incisorsandcanines   in
alinhamento normal (mordida cruzada posterior)

> Tipo 5: Molares em mesioversão devido à perda precoce dos dentes mesiais para eles (perda

precoce de molares decíduos)

Modificações da Classe III da Angle

> Tipo 1: As antenas estão em relação de borda a borda

> Tipo 2: Os incisivos mandibulares estão apinhados e os incisivos maxilares são linguais

> Tipo 3: O arco maxilar está subdesenvolvido e está em mordida cruzada em relação às antenas mandibulares

CLASSIFICAÇÃO DA BENNETTE

Com base na etiologia

> Classe I: Localização anormal de um ou mais dentes devido a factores locais

> Classe II: Formação anormal de uma parte ou do todo de um arco devido aos defeitos de desenvolvimento do osso

> Classe III: relação anormal entre os arcos superior e inferior e/ou entre ambos os arcos e o contorno facial, devido a defeitos de desenvolvimento ósseo

CLASSIFICAÇÃO DO ESQUELETO - SALZMANN (1950)

Com base em estruturas esqueléticas

> Esqueleto Classe I

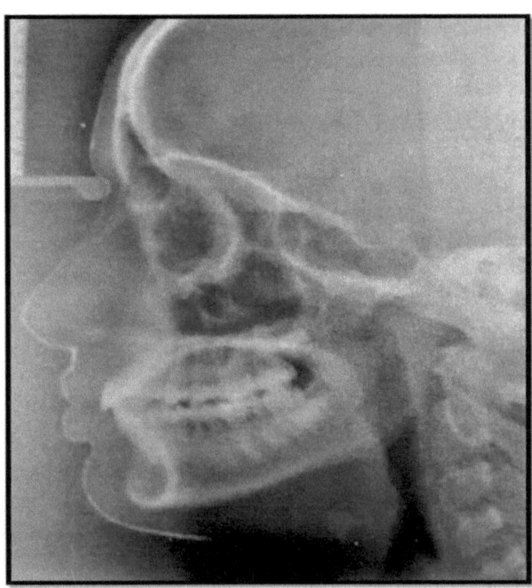

> Divisão 1

> Divisão 2

> Divisão 3

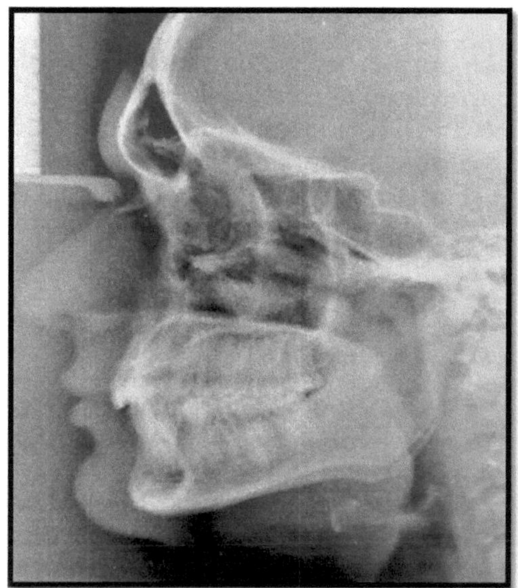

> Divisão 4

❖ Esqueleto Classe II

> Divisão 1 do Esqueleto Classe II

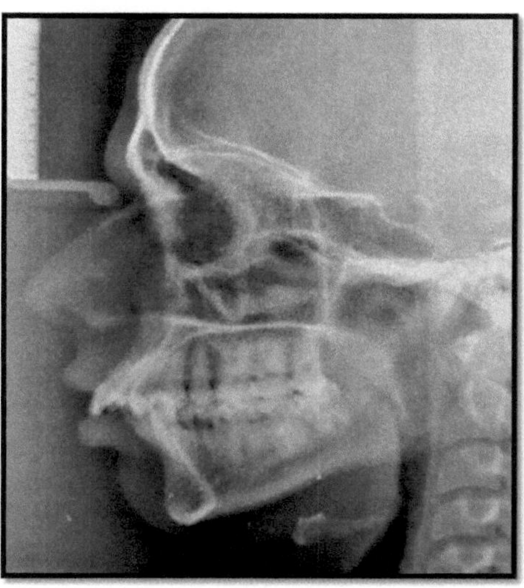

> Esqueleto Classe II Divisão 2

❖ Classe III esquelética

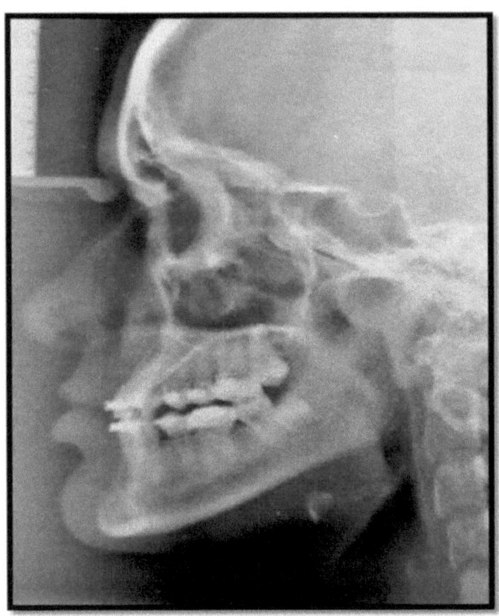

SISTEMA DE CLASSIFICAÇÃO ACKERMAN-PROFITT (1960)

❖ São consideradas discrepâncias transversais bem como verticais
❖ Avaliação da assimetria de aglomerações e arcos
❖ Protrusão de incisivos levada em conta

Passos:

❖ Etapa 1 (Alinhamento): Avaliação do alinhamento e simetria da arcada dentária - Ideal/alinhado/espaçado

   ❖ Passo 2 (Perfil): Convexo/Viagem/Concave

❖ Passo 3 (Tipo): Relação transversal esquelética e dentária avaliada - Mordida cruzada = Unilateral/Bilateral

   ❖ Passo 4 (Classe): Classe I / Classe II / Classe III

❖ Passo 5 (Profundidade da mordedura): Mordida aberta anterior ou posterior, mordida profunda anterior ou mordida colapsada posterior

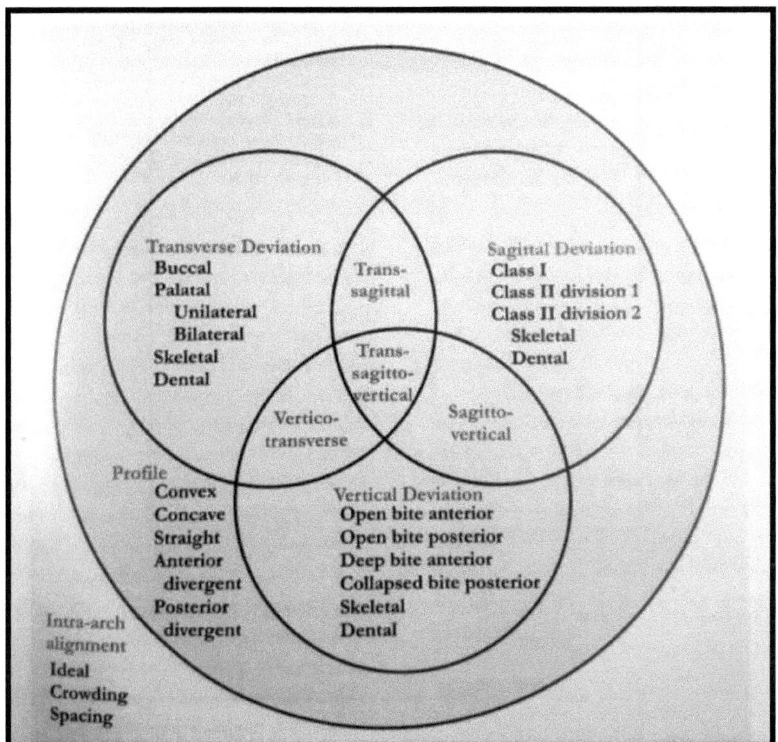

RELAÇÃO INCISIVA

A relação dos incisivos superiores e inferiores quando em contacto com os dentes (oclusão cêntrica)

O British Standards Institute classifica a relação dos incisivos como:

1. Classe I
2. Classe II divisão I ou divisão II
3. Classe III

Classe I

Os bordos incisais inferiores ocluem com ou ficam imediatamente abaixo do cingulo dos incisivos superiores

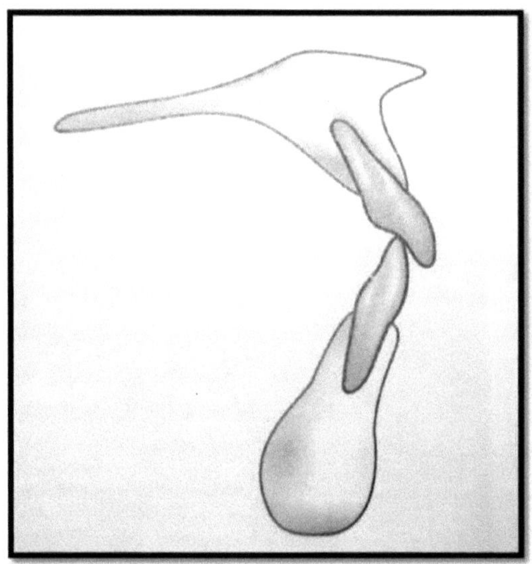

Classe II Divisão I

O bordo incisal inferior oclui por trás do cingulo dos incisivos centrais superiores e os incisivos superiores são proclinados

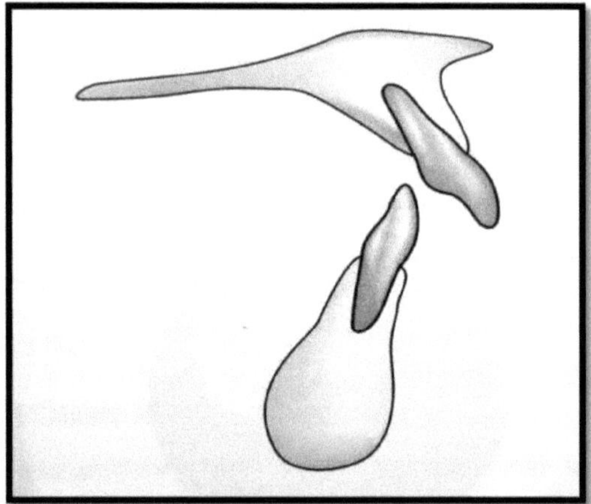

Classe II Divisão II

O bordo incisal inferior oclui atrás do cingulo dos incisivos centrais superiores, e os incisivos superiores estão retroinclinados (os incisivos laterais podem estar proclinados)

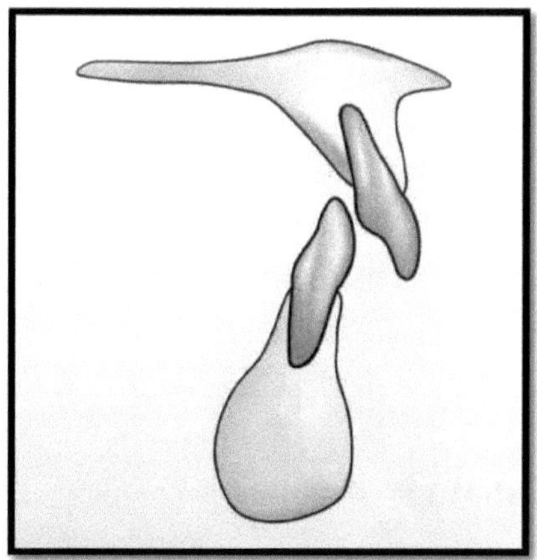

Classe III

O bordo incisal inferior oclui em frente do cingulo dos incisivos superiores

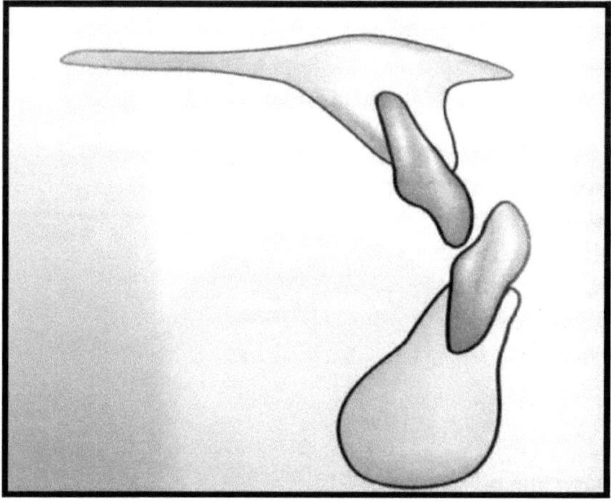

Capítulo 3

ETIOLOGIA DA MALOCLUSÃO

- A Classificação de Moyer da Etiologia da Maloclusão
- White and Gardiner's Classification of Etiology of Malocclusion
- Graber's Classification of Etiology of Malocclusion (Classificação de Graber de Etiologia da Maloclusão)

CLASSIFICAÇÃO DE MOYER

- Hereditário
> Sistema neuromuscular
> Bone
> Dentes
> Peças macias
- Defeitos de desenvolvimento de origem desconhecida
- Trauma
> Trauma pré-natal e lesões congénitas
> Trauma pós-natal
  ^ Agentes físicos
> Extracção prematura dos dentes primários
> Natureza dos alimentos
  ^ Hábitos
> Chupar o polegar
> Empurrar a língua
> Morder os lábios
> Mordedura de unhas
  ^ Doenças
> Doenças sistémicas
> Doenças endócrinas
> Doenças nasofaríngeas
> Tumores
  ^ Subnutrição

CLASSIFICAÇÃO DO BRANCO E DO JARDINEIRO

^ Anormalidades da base dentária
> Malrelação anterio-posterior
> Mal-relação vertical
> Malrelação lateral
> Proporção de tamanho entre os dentes e o osso da base
> Anomalias congénitas

^ Anormalidades pré-erupção
> Anormalidades na posição do germe dentário
> Dentes em falta
> Dentes supranumerários e forma dos dentes
> Retenção prolongada de dentes decíduos
> Grande frenesim labial
> Lesões traumáticas

^ Anormalidades pós-erupção
> Muscular
> Força muscular activa
> Posição de repouso da musculatura
> Hábitos de sucção
> Anormalidades no caminho do encerramento
> Perda prematura de dentes decíduos
> Extracção de dentes permanentes

CLASSIFICAÇÃO DE GRABER'S

^ *Factores Gerais*
◆ Hereditariedade
◆ Congenital
> Fenda labial e palatina
> Paralisia cerebral
> Sífilis congénita
◆ Ambiente
> Pré-natal: Trauma, sarampo alemão, metabolismo materno
> Pós-natal: lesão congénita, lesão TMJ
◆ Clima e doenças metabólicas de pré-disposição
> Desequilíbrio endócrino
> Perturbações metabólicas

> Doenças infecciosas

❖ Problemas dietéticos (Deficiência nutricional)

❖ Hábitos de pressão anormais e aberrações funcionais

> Chupar o polegar e o dedo

> Empuxo da língua e chupar a língua

> Mordedura de lábios e unhas

> Hábitos de deglutição anormais (deglutição imprópria)

❖ Postura

❖ Traumatismos e acidentes

^ *Factores locais*

❖ Anomalias de número

> Dentes supranumerários

> Dentes em falta

❖ Anomalias do tamanho do dente

> Microdontia

> Macrodontia

❖ Anomalias da forma do dente

> Fusão

> Geminação

> Concrescência

> Dilaceração

❖ Frenesim labial anormal

❖ Perda prematura

❖ Retenção prolongada de dentes decíduos

❖ Atraso na erupção dos dentes permanentes

❖ Caminho eruptivo anormal

❖ Anquilose

❖ Cáries dentárias

❖ Restaurações dentárias impróprias

HEREDITY

❖ Número de traços humanos são influenciados pelos genes - Lundstrom

❖ Tamanho do dente

> Microdontia

- Peg Lateral

> Macrodontia

   ❖ Dimensões do arco

> Mandíbula dos Habsburgos

   ❖ Multidisciplinaridade / Espaçamento

   ❖ Anormalidades do número de dentes

>   Anodontia

>   Oligodontia

   ❖ Tecidos macios

>   Tamanho e forma do frénio - Maxillary frenum

>   Anquiloglossia

HABSBURG JAW

- Também chamado o Lábio de Hapsburg e o Lábio austríaco
- O maxilar dos Habsburgos é uma condição física conhecida pelo termo moderno prognatismo mandibular.
- Caracteriza-se por um maxilar inferior cortante que é frequentemente acompanhado por um lábio inferior anormalmente grosso e, por vezes, por uma língua anormalmente grande.
- Acredita-se que a mandíbula dos Habsburgos tenha sido originária de uma família de reais polacos, e a primeira pessoa conhecida a tê-la foi Maximiliano I, um Sacro Imperador Romano que governou de 1486 a 1519. Muitos retratos deste monarca apresentam uma acentuada submordida
- A Casa dos Habsburgos, que tem o nome do Castelo dos Habsburgos na Suíça, está associada ao maxilar dos Habsburgos porque muitos dos seus membros o tinham.
- O Rei Juan Carlos I, o actual governante de Espanha, é um descendente distante da Casa dos Habsburgos, embora represente a Casa de Bourbon de Filipe V. Ele tem o maxilar dos Habsburgos, mas apenas ligeiramente.
- Outros Habsburgs com a deformidade pronunciada da mandíbula incluíam Carlos V, Santo Imperador Romano, e Fernão I, Santo Imperador Romano

CONGENITAL

   ❖ Sífilis congénita

   1. Os Incisivos de Hutchinson

   2. Molares de amora

   ❖ Infecções por Rubéola Materna

   1. Hipoplasia dentária

2. Erupção retardada

◆ Disostose Cleidocraniana

    1. Retrusão maxilar

    2. Sobre retidos de caducifólias

    3. Presença de supranumerário

    4. Presença de raízes curtas e finas

MEIO AMBIENTE

◆ Factores pré-natais

    1. Postura fetal anormal - Deformidades faciais

    2. Sarampo alemão - Fendas

◆ Factores pós-natais

    1. Entrega de fórceps - anquilose TMJ, mandíbula hipoplástica

    2. Paralisia cerebral - Maloclusão devido a desequilíbrio muscular

3. Milwaukee Braces - Usados para o tratamento da escoliose derivam do apoio da mandíbula e levam ao retardamento do crescimento mandibular

CLIMA E DOENÇAS METABÓLICAS DE PRÉ-DISPOSIÇÃO

Desequilíbrio endócrino

◆ Hipotiroidismo:

    1. Atraso marcado na formação de botões dentários

    2. Retenção excessiva de caducifólias

    3. Reabsorção radicular anormal

◆ Hipertiroidismo

    1. Erupção prematura

    2. Perturbada reabsorção radicular

◆ Hipoparatiroidismo

    1. Alteração da morfologia dos dentes

    2. Dentes hipoplásticos

◆ Hiperparatiroidismo

    1. Desmineralização do osso e ruptura do padrão trabecular

    2. Perda de osso cortical e reabsorção do osso alveolar - Mobilidade dentária

POSTURA

Crianças que apoiam a cabeça apoiando-se na mão ou que penduram a cabeça para que o queixo encostado ao peito tenham sido observadas como tendo deficiência mandibular

ANOMALIAS NO NÚMERO DE DENTES

- ◆ Supranumerário
    - > Supranumerário cónico em forma de pégua
    - > Supranumerário em forma de barril ou tuberculoso
    - > Dentes suplementares
    - > Odontomos
- ◆ Dentes em falta
    - > Hipodontia ou Oligodontia
    - > Anodontia

PROBLEMAS ASSOCIADOS AOS DENTES SUPRANUMERÁRIOS

1. Falha de erupção
2. Deslocamento ou rotação dos dentes permanentes
3. Multidões
4. Reabsorção da raiz
5. Formação de cisto - Cisto dentíguro
6. Fechamento incompleto do espaço durante o tratamento ortodôntico

ANOMALIAS DO TAMANHO DO DENTE

1. Microdontia
2. Macrodontia

ANOMALIAS DA FORMA DO DENTE

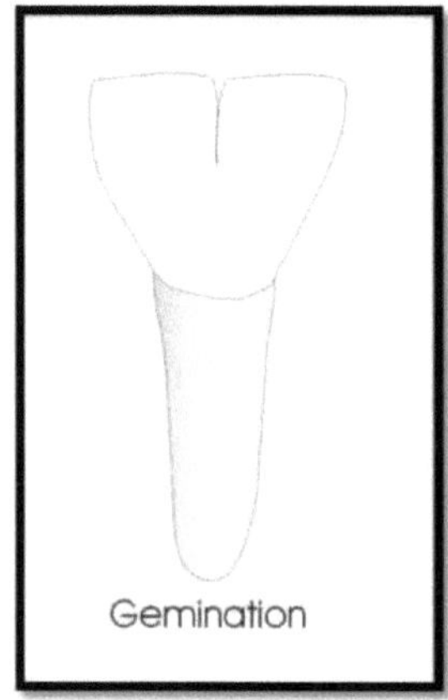

1. Fusão

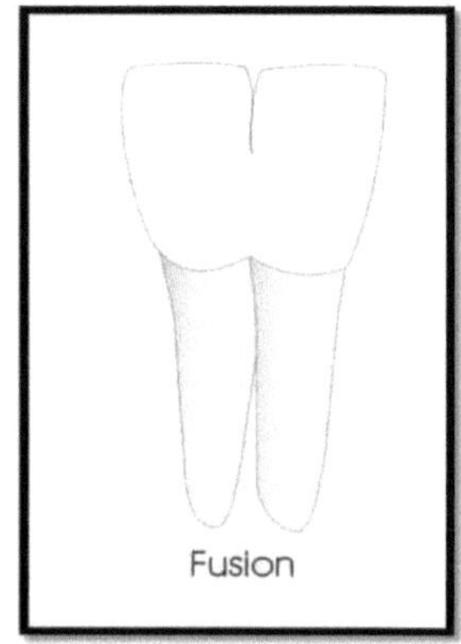

2. Geminação

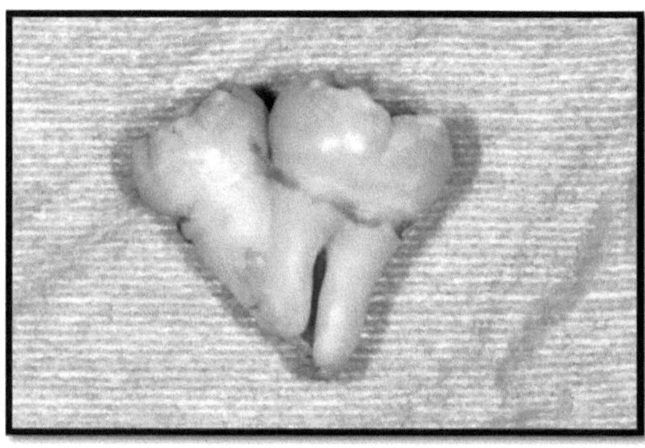

3. Concrescência

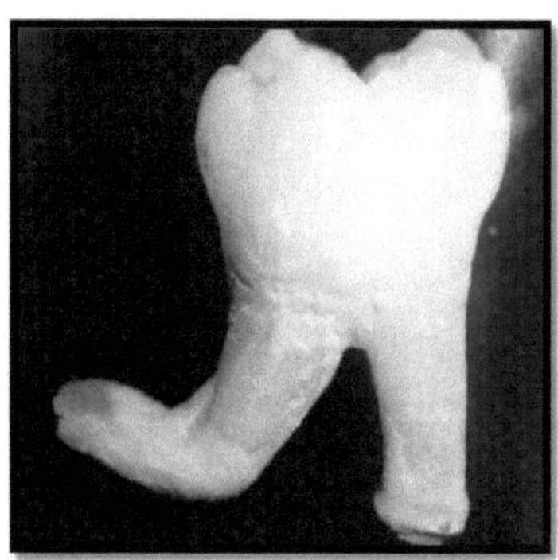

4. Dilaceração

Capítulo 4

TRÍADE EPIDEMIOLÓGICA

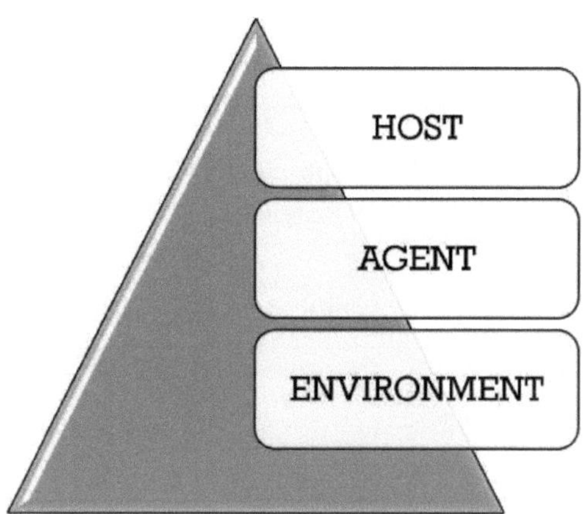

FACTORES HOSPECTIVOS

- ❖ Hereditariedade
- ❖ Defeitos congénitos
- ❖ Desequilíbrio endócrino
- ❖ Hábitos orais anormais
- ❖ Factores locais

HEREDITY

- ❖ O factor hereditário é modificado pelos factores ambientais, entidades físicas, pela pressão, hábitos anormais, distúrbios nutricionais ou fenómenos idiopáticos.
  - ❖ Traço dos Habsburgos: Rosto, Mandíbula, Lábio, Nariz
- ❖ Mandíbula de lanterna ou boca de porco: O prognatismo severo pode resultar na sobreposição dos incisivos inferiores com os superiores
- ❖ Mandíbula de Rocker: Mandíbula com grande ângulo goníaco suavemente curvo entre a população polinésia no Havai

DEFEITOS CONGÉNITOS

Malformações que são vistas no momento do nascimento

1. Micrognatismo
2. Oligodontia ou Hipodontia

3. Anodontia

4. Fenda labial e palatina

DESEQUILÍBRIO ENDÓCRINO

DOENÇA	CARACTERÍSTICAS
Hipopituitarismo **(Dwarfism)**	1. Diminuição das medidas lineares faciais 2. Diminuição da base craniana 3. Mordida aberta 4. Atraso na erupção dentária 5. Formação de raízes incompletas
Hiperpituitarismo **(Gigantismo)**	1. Desenvolvimento acelerado especialmente mandíbula 2. Desenvolvimento e erupção dentária acelerada 3. Língua alargada 4. Hipercementose
Hipotiroidismo **(Cretinismo em crianças e Myxedema em adultos**	1. Retardamento do crescimento 2. Diminuição do crescimento vertical do rosto 3. Diminuição da base craniana 4. Mordida aberta anterior 5. Erupção retardada
Hipertiroidismo	1. Crescimento acelerado do esqueleto 2. Erupção irregular dos dentes 3. Prognatismo 4. Mordida aberta
Hipoparatiroidismo	1. Erupção retardada 2. Esfoliação precoce 3. Defeitos de esmalte
Hiperparatiroidismo	1. Mobilidade do dente 2. Desmineralização

HABITS

1. Chupar o polegar

2. Empurrar a língua

3. Respiração bucal

4. Morder os lábios

5. Mordedura de unhas

FACTORES LOCALES

1. Anomalias dos dentes
2. Frenesim labial anormal
3. Perda prematura
4. Retenção prolongada
5. Atraso na erupção dos dentes permanentes
6. Caminho eruptivo anormal
7. Anquilose
8. Caries
9. Doença periodontal

FACTORES DO AGENTE

1. Dieta (Factores Nutricionais)
2. Trauma
3. Postura
4. Agentes infecciosos
5. Teratogens

DIETA (FACTORES NUTRICIONAIS)

DESEQUILÍBRIO NUTRICIONAL	CARACTERÍSTICA CLÍNICA
Hipervitaminose A	1. Fissura Lábio e Paladar
Deficiência de vitamina A	1. Erupção retardada 2. A calcificação do dente é afectada
Riboflavina (B12) Deficiência	1. Fissura Lábio e Paladar
Deficiência de vitamina C	1. Desatarraxamento dos dentes 2. Atrofia dos odontoblastos
Deficiência de Vitamina D	1. Perturbação da calcificação dos dentes 2. Defeitos de esmalte 3. Retardederupção 4. Perda precoce de dentes decíduos 5. Narrowpalatalarch

TRAUMA

- As crianças são altamente propensas a lesões da região dento-facial durante os primeiros anos de vida quando rastejam, caminham ou durante as brincadeiras

- Lesões despercebidas resultam em dentes não vitais que não reabsorvem e levam à deformação dos dentes permanentes em erupção para posições anormais

POSTURA

- As crianças que apoiam a cabeça repousando o queixo na mão e as que penduram a cabeça de modo a que o queixo descanse contra o peito sejam observadas como tendo deficiência mandibular

AGENTES INFECCIOSOS

DOENÇA	CARACTERÍSTICAS CLÍNICAS
Sífilis congénita	1. Pega - incisivos laterais em forma 2. Molares de amora 3. Hipoplasia do esmalte 4. Erupção retardada 5. Maxila subdesenvolvida 6. Arco maxilar estreito
Tuberculose	1. Erupção retardada
Caxumba	1. Hipoplasia dentária 2. Erupção retardada
Rubella	1. Erupção retardada 2. Hipoplasia dentária 3. Fenda labial e palatina

TERATOGÉNEOS

TERATOGÉNEOS	EFEITO
Aspirina	Fenda labial e palatina
Fumo de cigarro (Hipoxia)	
Valium	
Álcool etílico	Discrepância central da face média
X-radiação	Microcefalia
Cytomegalovírus	Microcefalia, Hidrocefalia
Talidomida	Micrómia hemifacial

MEIO AMBIENTE

- Factores pré-natais

  1. Postura fetal anormal - Deformidades faciais

  2. Sarampo alemão - Fendas

- ◆ Factores pós-natais

  1. Entrega de fórceps - anquilose TMJ, mandíbula hipoplástica

2. Paralisia cerebral - Maloclusão devido a desequilíbrio muscular

3. Milwaukee Braces - Usados para o tratamento da escoliose derivam do apoio da mandíbula e levam ao retardamento do crescimento mandibular

SEQUELA DA MALOCLUSÃO

1. Má aparência facial
2. Risco de cárie
3. Predisposição das doenças periodontais
4. Perturbações psicológicas
5. Risco de trauma
6. Anormalidades de função
7. Problemas da articulação temporomandibular
8. Deficiências da fala
9. Desgaste anormal das superfícies dentárias levando à sensibilidade
10. Desbaste de osso e gengivas recuadas associadas a raízes de dentes apinhados e protuberantes
11. Lesão dos tecidos moles

EPIDEMIOLOGIA DA MALOCLUSÃO

A maloclusão e a deformidade dentofacial são condições que constituem um perigo para a manutenção da saúde oral e interferem com o bem-estar da pessoa, afectando negativamente a estética dentofacial, a função mandibular ou a fala

- A medição da má oclusão como problema de saúde pública é extremamente difícil, uma vez que a maioria dos tratamentos ortodônticos é realizada por razões estéticas
- É difícil estimar até que ponto os dentes malpostos ou as anomalias dentofaciais constituem um risco psicológico

Requisitos de um índice ortodôntico ideal - Jamison HD e McMillan RS

1. Simples, fiável e reprodutível
2. Objectivo na natureza e produzir dados quantitativos que podem ser analisados por métodos estatísticos
3. Deve ser concebido para diferenciar as más oclusões por handicap e não-handicap
4. Utilizável quer em pacientes quer em modelos de estudo
5. Deve medir o grau de deficiência
6. Pode ser realizado rapidamente pelos examinadores mesmo sem instrução especial em diagnóstico clínico

7. Deve prestar-se a modificações para a recolha de dados epidemiológicos - Em relação à maloclusão que não a prevalência, incidência, gravidade, por exemplo, frequência de mal posicionamento de dentes individuais

ÍNDICES PARA AVALIAR A MALOCLUSÃO

- ❖ Índices Epidemiológicos
    - > Registo epidemiológico da maloclusão - Bjork, Krebs e Solow
    - > Método de IDE
- ❖ Índices de Necessidade de Tratamento (Prioridade de Tratamento)
    - > Índice de HLD do Draker
    - > Índice de Prioridade do Tratamento de Grainger
    - > Salzman's Handicapping Malocclusion Assessment
- ❖ Índices de resultados do tratamento
    - > Índice do Verão
    - > Índice PAR
- ❖ Índice de Complexidade de Tratamento
    - ❖ Índice de Complexidade, Resultado e Necessidade (ICON)

ÍNDICE DE POSIÇÃO DOS DENTES - MASSLER E FRANKEL

Classificação descritiva das malposições:

- > Deslocamento bucal (labial) ou lingual
- > Deslocamento Mesial ou Distal
- > Rodado
- > Infra- ou Supressão

Codes	
BR	Labial displacement and rotated
B	Labial displacement
M	Mesial displacement
LR	Lingual displacement and rotated
LMR	Lingual and mesial displacement, rotated
X	Lost by extraction
DR	Distal displacement and rotated
D	Distal displacement
S	Supra-erupted
I	Infra-erupted

ÍNDICE DE HANDICAPPING LABIO-LINGUAL DEVIATION (HLD)

- ❖ Draker HL (1960)
- ❖ Mede o grau de deficiência causada por diferentes componentes da maloclusão
- ❖ Ponto de corte original = 13
- ❖ Versões
    1. Versão de Maryland: HLD (Md) Index - Ponto de corte = 15
    2. Washington HLD: Corte = 30
    3. Índice HLD da Califórnia: Índice HLD (CalMod) - Ponto de corte = 26

Conditions Observed	HLD Score
1. Cleft palate	score 15
2. Severe traumatic deviations	score 15
3. Overjet in mm	
4. Overbite in mm	
5. Mandibular protrusion in mm	x 5
6. Open bite in mm	x 4
7. Ectopic eruption, anteriors only each tooth	x 3
8. Anterior crowding	
Maxilla	
Mandible	
Total	

As condições 1 a 6 são as condições de qualificação e, se apresentar uma pontuação adicional não é necessária.

Caso contrário, a soma de outras condições (7 - 14) deve ser igual ou superior a 26 para ser considerada como maloclusão portadora de deficiência

HLD (CalMod) INDEX

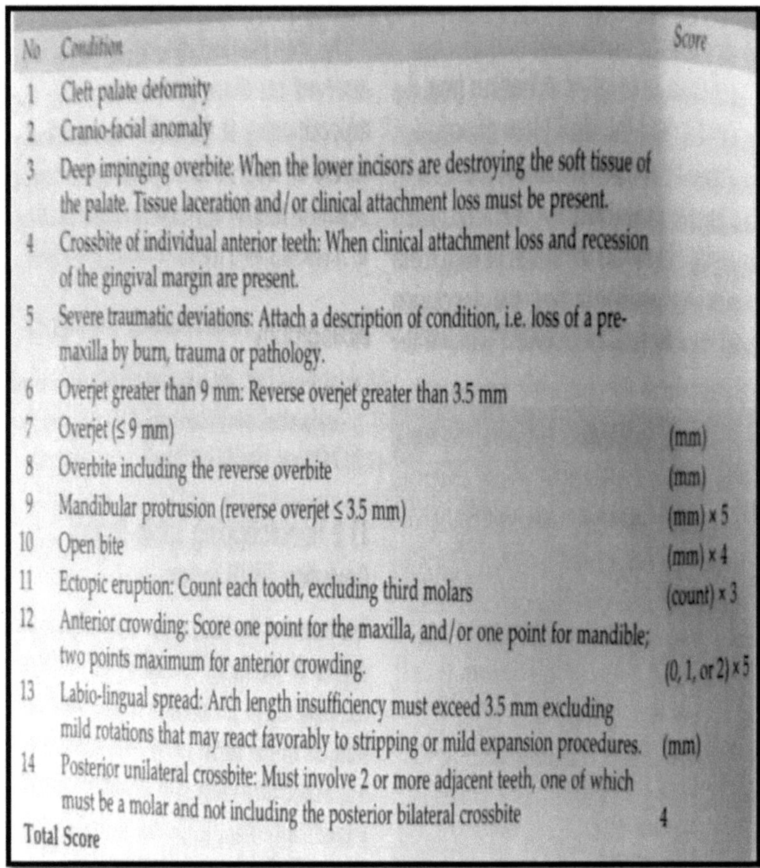

No	Condition	Score
1	Cleft palate deformity	
2	Cranio-facial anomaly	
3	Deep impinging overbite: When the lower incisors are destroying the soft tissue of the palate. Tissue laceration and/or clinical attachment loss must be present.	
4	Crossbite of individual anterior teeth: When clinical attachment loss and recession of the gingival margin are present.	
5	Severe traumatic deviations: Attach a description of condition, i.e. loss of a pre-maxilla by burn, trauma or pathology.	
6	Overjet greater than 9 mm: Reverse overjet greater than 3.5 mm	
7	Overjet (≤ 9 mm)	(mm)
8	Overbite including the reverse overbite	(mm)
9	Mandibular protrusion (reverse overjet ≤ 3.5 mm)	(mm) × 5
10	Open bite	(mm) × 4
11	Ectopic eruption: Count each tooth, excluding third molars	(count) × 3
12	Anterior crowding: Score one point for the maxilla, and/or one point for mandible; two points maximum for anterior crowding.	(0, 1, or 2) × 5
13	Labio-lingual spread: Arch length insufficiency must exceed 3.5 mm excluding mild rotations that may react favorably to stripping or mild expansion procedures.	(mm)
14	Posterior unilateral crossbite: Must involve 2 or more adjacent teeth, one of which must be a molar and not including the posterior bilateral crossbite	4
Total Score		

SISTEMA FDI

- ❖ Um método para medir as características oclusais
- ❖ Desenvolvido pela Comissão de Classificação e Estatística do IDE para as Condições Orais (COCSTOC)
1.   Medições dentárias
2.   Medições intra-arco

3.   Medições Inter-arquitetura

- Medições dentárias

  - Anomalias de desenvolvimento

o Dentes ausentes congénitos

o Dentes supranumerários

o Dentes malformados

o Dentes impactados

  - Falta de dentes devido a extracção ou trauma

  - Dentes primários retidos

  > Medições intra-arco

  - Multidões

  - Espaçamento

  - Irregularidades anteriores

  - Diastema da linha média superior

  > Medições entre ramos

  - Segmentos laterais

o Anteroposterior - relação molar

o Vertical - mordida aberta posterior

o Transverso - mordida cruzada posterior

  - Segmentos incisais

o Anteroposterior - overjet

o Vertical - sobremordida, mordida aberta anterior

o Transversa - linha média diastema

o Tecido mole

ÍNDICE ESTÉTICO DENTÁRIO (DAI)

  > Com base em padrões estéticos socialmente definidos

  > Limitação

1. Falta de avaliação de anomalias oclusais tais como mordida cruzada vestibular, dentes impactados e sobremordida profunda

   2. Não contabiliza os molares em falta

   3. Sem distinção entre os vários graus de discrepância de arco

Coeficiente do DAI

Component	Weight
Constant	13
Missing incisor, canine and premolar teeth — number	6
Crowding in incisal, segments — number segments crowded	1
Spacing in incisal segments — number segments spaced	1
Diastema — in mm	3
Largest anterior irregularity, maxilla — in mm	1
Largest anterior irregularity, mandible — in mm	1
Anterior maxillary overjet — in mm	2
Anterior mandibular overjet — in mm	4
Vertical anterior openbite —in mm	4
Anteroposterior molar relation — Largest deviation from normal (½ cusp = 1, full cusp or more = 2)	3
Total score	

Níveis de corte para a gravidade da maloclusão usando DAI

DAI score	Malocclusion severity	Treatment need category
≤25	Normal/minor	No treatment need/slight need
26–30	Definite	Treatment elective
31–35	Severe	Treatment highly desirable
≥36	Very severe/handicapping	Treatment mandatory

ÍNDICE DE GRAVIDADE DA MALOCLUSÃO (MSI)

Avaliações:

> Detalhes de cuidados ortodônticos anteriores

- Extracções ortodônticas
- História do desgaste dos aparelhos

> Anomalias oclusais

Parameter	Criteria	Weight
Anterior openbite	> 3 mm is scored	10
Traumatic overbite	Tissue impingement or stripping involving palatal or labial mucosa	18
Anterior crossbite	1 tooth	14
	2 teeth	16
	3 teeth	18
	4 teeth	20
Posterior crossbite	One or more maxillary posterior teeth occlude lingually to the mandibular arch and there is an associated displacement of the mandible on closure into centric occlusion.	16
Upper anterior spacing	3 mm or more of spacing between the mesial aspect of the canine tooth on one side of the arch to that on the opposing side of the arch.	14
Incisal overjet spacing	1 mm or less	0
	2–5 mm	0
	6–9 mm	8
	10 mm	24
Upper incisor rotations	rotation of an upper incisor through 30° or more, about its long axis. A tooth scored as rotated was not also scored as being crowded.	
	1 tooth	10
	2 teeth	14
	3 teeth	16
	4 teeth	18
Upper and lower posterior crowding	Unilateral	8
	Bilateral	10
Upper and lower anterior crowding	Number of lower anterior	4
	Number of upper anterior	4

Níveis de corte:

- 0 - 7   :   Oclusão ideal ou Minimaloclusão   - Sem necessidade de tratamento
- 8 -17   :   Maloclusão   Moderada -Tratamento de Maloclusão Moderada
- 18 - 32:   Maloclusão   Grave-Tratamento-Tratamento
- 33 ormore   :   Maloclusão muito severa - Tratamento essencial

Método da OMS para a Avaliação Epidemiológica da Maloclusão

> A Sonda CPI é utilizada

> Os seguintes traços são medidos

1. Incisivos, caninos e dentes pré-molares em falta - Número
2. Multidões em segmentos incisais - Número
3. Espaçamento em segmentos incisais - Número
4. Diastema - em milímetros
5. Maior irregularidade anterior, maxila - em milímetros
6. Maior irregularidade anterior, mandíbula - em milímetros
7. Sobrejacto maxilar anterior - em milímetros
8. Sobrejacto mandibular anterior - em milímetros

9. Mordida aberta anterior vertical - em milímetros

10. Relação molar anteroposterior

11. Necessidade de cuidados imediatos e encaminhamento

ÍNDICE DE AVALIAÇÃO POR PARES (PAR)

> Índice de resultados do tratamento ortodôntico

> Grupo de Trabalho Britânico de Normas Ortodônticas

> Índice oclusal qualitativo medindo o quanto um paciente se desvia do alinhamento e oclusão normais

> Medido a partir do molde de pré-tratamento e pós-tratamento

Components of the PAR Index.
Upper right segment
Upper anterior segment
Upper left segment
Lower right segment
Lower anterior segment
Lower left segment
Right buccal occlusion
Overjet
Overbite
Centreline
Left buccal occlusion

Score	Discrepancy
Overjet	
0	0–3 mm
1	3.1–5 mm
2	5.1–7 mm
3	7.1–9 mm
4	greater than 9 mm
Anterior cross-bites	
0	No discrepancy
1	One or more teeth edge to edge
2	One single tooth in cross-bite
3	Two teeth in cross-bite
4	More than two teeth in cross-bite

Pontuação de Deslocamento:

Score	Discrepancy
0	0 mm to 1 mm
1	1.1 mm to 2 mm
2	2.1 mm to 4 mm
3	4.1 mm to 8 mm
4	greater than 8 mm
5	impacted teeth

Avaliação da Oclusão Bucal:

Score	Discrepancy
Antero-posterior	
0	Good interdigitation Class I, II and III
1	Less than half unit discrepancy
2	Half a unit discrepancy (cusp to cusp)
Vertical	
0	No discrepancy in intercuspation
1	Lateral open bite on at least two teeth greater than 2 mm
Transverse	
0	No cross-bite
1	Cross-bite tendency
2	Single tooth in cross-bite
3	More than one tooth in cross-bite
4	More than one tooth in scissor bite

Medições de sobressaliência:
Medições de sobremordida:

Score	Discrepancy
0	Coincident and up to one-quarter lower incisor width
1	One-quarter to one-half lower incisor width
2	Greater than one-half lower incisor width

Avaliações da linha central:

Pesos:

Score	Discrepancy
Open bite	
0	No open bite
1	Open bite less than and equal to 1 mm
2	Open bite 1.1–2 mm
3	Open bite 2.1–3 mm
4	Open bite greater than or equal to 4 mm
Overbite	
0	Less than or equal to one third coverage of the lower incisor
1	Greater than one-third, but less than two-thirds coverage of the lower incisor
2	Greater than two-thirds coverage of the lower incisor
3	Greater than or equal to full tooth coverage

1. Segmentos anteriores superior e inferior   *   1

2. Oclusões bucais esquerda e direita   *   1

3. Overjet   *   6

4. Mordida excessiva   *   2

5. Centreline   *   4

ÍNDICE DE CONSELHO MÉDICO SUECO (SMBI)

> Solicita que os pontos de vista subjectivos e os desejos do paciente sejam considerados ao decidir sobre a necessidade de tratamento

>> Originalmente 4 categorias

>> Alterado para 5 categorias por Linder-Aronson et al., 1976

Grau		
4	Necessidade muito urgente	Anomalias esteticamente e/ou funcionalmente incapacitantes, tais como lábio e palato deformados, oclusão extrema pós-normal ou pré-normal, retenção de incisivos superiores, aplasia extensa.
3	Necessidade urgente	Mordedura forçada pré-normal, mordedura profunda com irritação gengival não só na papila incisiva, grande overjet com lábio inferior atrás dos centros superiores, mordedura extremamente aberta, mordedura cruzada causando mordedura transversal forçada, mordedura de tesoura interferindo com a articulação, apinhamento ou espaçamento frontal severo, caninos retidos, rotações esteticamente e/ou funcionalmente perturbadoras.
2	Necessidade moderada	Incisivos proclinados ou retroclinados com perturbações estéticas e/ou funcionais, mordida profunda com contacto gengival mas sem irritação gengival, apinhamento ou espaçamento severo, infraoclusão de molares decíduos e dentes permanentes, rotações frontais moderadas.
1	Pouca necessidade	Desvios suaves da oclusão normal (ideal), tais como oclusão pré-normal com pouco sobressalto negativo, oclusão pós-normal sem outras anomalias, mordida profunda sem contacto gengival, mordida aberta com pouca abertura frontal, mordida cruzada sem mordida forçada, ligeiro apinhamento ou espaçamento, rotações suaves com pouco significado estético e/ou funcional.
0	Não é necessário	Oclusão normal (ideal) sem desvios.

ÍNDICE DE NECESSIDADE DE TRATAMENTO ORTODÔNTICO (IOTN)

> Brook P e Shaw W - Inicialmente nomeada como Índice de Prioridade de Tratamento Ortodôntico

> Índice comummente utilizado - Crianças e Adultos

> Dois Componentes Independentes

1. Componente de Saúde Dentária
2. Componente Estética

> Quando avaliado na escala IOTN, um paciente é classificado pela primeira vez como 1, 2, 3, 4 ou 5 na Componente de Saúde Dentária.

> O grau 1 não precisa de tratamento, enquanto que o grau 5 precisa muito de tratamento.

Componente dentária do Índice de Necessidade de Tratamento Ortodôntico (IOTN)

Grade 1—No treatment required

1.	Extremely minor malocclusions, including displacements less than 1 mm

Grade 2—Little need for treatment

2.a	Increased overjet > 3.5 mm but " 6 mm (with competent lips)
2.b	Reverse overjet greater than 0 mm but " 1 mm
2.c	Anterior or posterior crossbite with " 1 mm discrepancy between RCP and ICP
2.d	Displacement of teeth > 1 mm but " 2 mm
2.e	Anterior or posterior open bite > 1 mm but " 2 mm
2.f	Increased overbite ≥ 3.5 mm (without gingival contact)
2.g	Prenormal or postnormal occlusions with no other anomalies (up to ½ a unit of discrepancy)

Grade 3—Borderline need for treatment

3.a	Increased overjet > 3.5 mm but " 6 mm (incompetent lips)
3.b	Reverse overjet greater than 1 mm but " 3.5 mm
3.c	Anterior or posterior crossbites with > 1 mm but " 2 mm discrepancy between RCP and ICP
3.d	Displacement of teeth > 2 mm but " 4 mm
3.e	Lateral or anterior open bite > 2 mm but " 4 mm
3.f	Increased and incomplete overbite without gingival or palatal trauma

Grade 4—Treatment required

4.a	Increased overjet > 6 mm but " 9 mm
4.b	Reverse overjet > 3.5 mm with no masticatory or speech difficulties
4.c	Anterior or posterior crossbites with > 2 mm discrepancy between RCP and ICP
4.d	Severe displacements of teeth > 4 mm
4.e	Extreme lateral or anterior open bites > 4 mm
4.f	Increased and complete overbite with gingival or palatal trauma
4.h	Less extensive hypodontia requiring pre-restorative orthodontics or orthodontic space closure to obviate the need for a prosthesis
4.l	Posterior lingual crossbite with no functional occlusal contact in one or more buccal segments
4.m	Reverse overjet > 1 mm but < 3.5 mm with recorded masticatory and speech difficulties
4.t	Partially erupted teeth, tipped and impacted against adjacent teeth
4.x	Existing supernumerary teeth

Grade 5—Treatment required

5.a	Increased overjet > 9 mm
5.h	Extensive hypodontia with restorative implications (more than one tooth missing in any quadrant requiring pre-restorative orthodontics)

A Componente Estética da IOTN consiste numa escala de dez pontos ilustrada por uma série de fotografias que foram classificadas como atractivas por um painel de leigos e seleccionadas como sendo equidistantemente espaçadas ao longo da gama de classificações.

- É atribuída uma classificação para a atractividade dentária global em vez de semelhanças específicas com as fotografias.

- O valor final reflecte a necessidade de tratamento com base na deficiência estética e por implicação a necessidade sócio-psicológica de tratamento ortodôntico.
- Tanto os pais como os pacientes acham isto fácil de aplicar e existe um elevado nível de concordância entre os resultados obtidos pelos dentistas, pais e filhos.

ÍNDICE DE COMPLEXIDADE, RESULTADO E NECESSIDADE (ÍCONE)

- Daniel C e Ricmond S (2000)
- Avalia a necessidade de tratamento, complexidade, resultado do tratamento com base na opinião profissional internacional
- Destinado a ser utilizado no contexto da prática especializada

A. Icon Scoring Method							
	Score						
Component	0	1	2	3	4	5	Weight
1 Aesthetic assessment	Score 1 to 10						7
2 Upper arch crowding	<2 mm	2.1 to 5 mm	5.1 to 9 mm	9.1 to 13 mm	13.1 to 17 mm	> 17 mm	5
Upper spacing	<2 mm	2.1 to 5 mm	5.1 to 9 mm	>9 mm		Impacted teeth	5
3 Crossbite	No crossbite	crossbite present					5
4 Incisor open bite	Edge to edge	<1 mm	1.1 to 2 mm	2.1 to 4 mm	>4 mm		4
Incisor overbite	<1/3 lower incisor coverage	1/3 to 2/3 coverage	2/3 up to fully covered	Fully covered			4
5 Buccal segment antero-posterior	Cusp to embrasure only Class I,II or III	Any cusp relation up to but not including cusp to cusp	Cusp to cusp				3

ÍNDICES PARA AVALIAR A MALOCLUSÃO

INDEX	AUTHOR	YEAR	METHOD
Handicapping Labiolingual Deviation Index (HLDI)	Draker HL	1960	quantitative
Grade Index Scale For Assessment of Treatment Need (GISATN)	Salonen L, Mohlin B, Gotzlinger B	1966	qualitative
Dental Aestetic Index (DAI)	Cons NC, Jenny J	1966	quantitative
Treatment Priority Index (TPI)	Grainger RM	1967	quantitative
Handicapping Malocclusion Assessment Record (HMAR)	Salzmann JA	1968	quantitative
Occlusal index (OI)	Summers CJ	1971	quantitative
Eismann index	Eismann D.	1974	quantitative
Index of Orthodontic Treatment Need (IOTN)	Brook PH, Shaw WC	1989	quantitative
Risk of Malocclusion Assessment Index (ROMA index)	Grippaudo C, Russo E, Marchionni P, Deli R,	1998	quantitative
Memorandum of Orthodontic Screening and Indications for Orthodontic Treatment	Danish National Board of Health	1990	qualitative
Need for Orthodontic Treatment Index (NOTI)	Espeland LV, Ivarson K, Stenvik	1992	quantitative

APLICAÇÕES DE TRATAMENTO ORTODÔNTICO NECESSITAM DE ÍNDICES

1. Atribuição de recursos e planeamento da mão-de-obra
2. Avaliar a relação entre a maloclusão e outras condições médicas ou dentárias
3. Avaliar o resultado do tratamento ortodôntico e o desempenho clínico
4. Avaliar a complexidade da maloclusão
5. Avaliar a relação custo-eficácia do tratamento ortodôntico

EPIDEMIOLOGIA DA MALOCLUSÃO

PREVALÊNCIA - MUNDO

AUTORES	EXERCÍCIO	LUGAR	IDADE GRUPO	MALOCCLUSÃO
Giuseppina Lagana Caterina Masucci Francesco Fabi Patrizio Bollero Paola Cozza	2013	Tirana (Albânia)	7 - 15	• ClassI = 40,4% • ClasseII = 29,2% • ClasseIII = 3,2% • Masculino= 78,9% • Feminino = 82.1%
Marcos Alan Vieira Bittencourt André Wilson Machado	2010	Brasil	6 - 10	• Classe I = 57,24% • Classe II = 21,73% • Classe III = 6,2% • Mordida cruzada = 19,58% • Sobremordida profunda = 18.09% • Mordida aberta = 15.85%
Ali Borzabadi- Farahani Anahid Borzabadi- Farahani Faezeh Eslamipour	2009	Irão	11 - 14	• ClassI = 41.8% • Divisão ClassII 1= 24.1% • Divisão ClasseII 2= 3,4% • ClasseIII = 7,8% • OpenBite = 1.6% • CrossBite = 12,4%
Goyal Sandeep Goyal Sonia	2012	Ruanda (África)	10 - 30	• ClassI = 60,9% • ClasseII = 28.8% • ClasseIII = 10,3% • Multidões = 71,2%

PREVALÊNCIA - MUNDO

AUTORES	ANO	LUGAR	IDADE GRUPO	MALOCCLUSÃO
Mazen Almasri	2014	Saudita Arábia	14 - 36	• Má oclusão dentária = 58% • Má oclusão esquelética = 42%
Ayhab B Alatrach Fayez K Saleh Esam Osman	2014	Síria	8 - 13	• Classe I = 30% • Classe II Divisão 1 = 16.0% • Classe II Divisão 2 = 3,5% • Classe III = 12.0%
Burcu Nur Duygu Ilhan Erdogan F I Oktay T Arun	2013	Turquia	13.10 ± 3.11	• ClassI = 39,4% • ClasseII = 48,4% • ClasseIII = 11,4% • Mordida cruzada = 3,6% • Linha média Diastema = 6,5% • Mordida aberta = 1,3%

PREVALÊNCIA -INDIA

AUTORES	EXERCÍCIO	LUGAR	IDADE GRUPO	MALOCCLUSÃO
Coronel Prasanna Kumar Brigadeiro- General SM.Londhe Coronel Atul Kotwal	2013	Pune	10 - 15	• ClasseI = 75,2% • ClasseII = 23.0% • ClasseIII = 1,8%
Usha Mohan Das Venkatsubramanian Divya Reddy	2008	Bangalore	8 - 12	• Classe I = 61,6% • Classe II Divisão 1 = 6,8% • Classe II Divisão 2 = 1,6% • Classe III = 0,6%
Mridula Trehan Vinay K Chugh Sunil Sharma	2009	Jaipur	16 - 26	• Classe I = 57,9% • Classe II Divisão 1 = 5,5% • Classe II Divisão 2 = 1,9% • Classe III = 1,4%
E Rajendra Reddy M Manjula N Sreelakshmi S Thabitha Rani Rajesh Aduri B Dharamraj Patil	2013	Nalgonda	6 - 10	• Classe I = 78,6% • Classe II = 13,9% • Classe III = 7,8% • Mordedura cruzada = 4,5% • Multidões = 11,8%
Roopa Siddegowda Rani M Satish	2014	30 Distritos, Karnataka	10 - 16	• Classe I = 79,2% • Classe II Divisão 1 = 13,3% • Classe II Divisão 2 = 3,9% • Classe III = 3,5%

Hardy DK, Cubas YP, Orellana MF. Prevalência de maloclusão de classe de ângulo III: Uma revisão sistemática e uma meta-análise. Abrir J Epidemiol 2012; 2: 75-82.

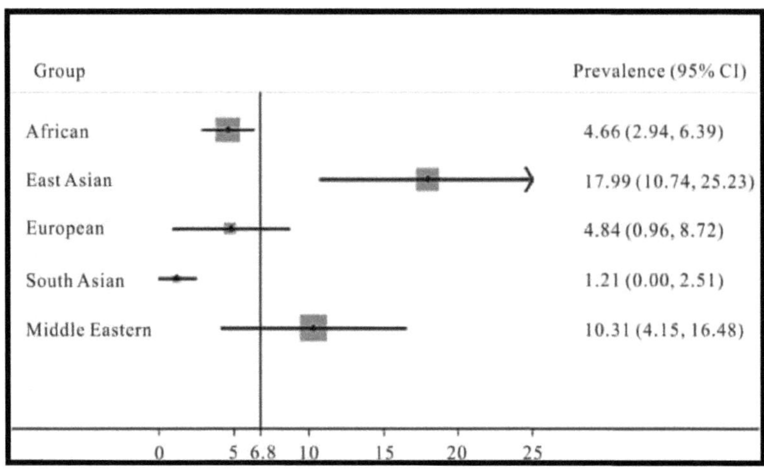

- A prevalência da maloclusão da classe III de Angle variou entre 0% e 26,7% em diferentes populações
- A prevalência da maloclusão de classe III de Angle varia muito dentro de diferentes raças e regiões geográficas.
- As populações chinesas e malaias têm uma prevalência mais elevada de maloclusão de classe III anglo-saxónica em comparação com outros grupos raciais
- As populações indianas têm uma prevalência inferior à de todos os outros grupos raciais examinados

DIAGNÓSTICO DE HÁBITOS

❖ História

> Frequência

> Duração

❖ Avaliação do estado emocional da criança

❖ Estado da alimentação

❖ Cuidados parentéricos

❖ Exame intra-oral

❖ Exame do dedo da criança

DIAGNÓSTICO DA RESPIRAÇÃO BUCAL

- ❖ História e exame clínico
- ❖ Teste de espelho
- ❖ Teste de retenção de água
- ❖ Avaliação cefalométrica
- ❖ Avaliação rhinomanométrica

DIAGNÓSTICO DO IMPULSO DA LÍNGUA

- ❖ Exame extra-oral - Perfil facial: Inclinação do ângulo mandibular e altura facial anterior
  - ❖ Exame da língua
  - ❖ Postura da língua: Exame cefalográfico

Diagnóstico diferencial:

- ❖ Classe III = Língua situada abaixo do plano oclusal
- ❖ Classe II = A língua é posicionada para a frente

DIAGNÓSTICO DO BRUXISMO

- ❖ História e exame clínico
- ❖ Avaliação oclusal - Documentos articuladores
- ❖ Exame electromiográfico - Verificar a hiperactividade dos músculos de mastigação

Capítulo 5

PREVENÇÃO DA MALOCLUSÃO

Níveis de Prevenção	Primário		Secundário	Terciário	
Preventivo Serviços	Saúde Promoção	Específico Protecção	Diagnóstico precoce e tratamento imediato	Deficiência Limitação	Reabilitação
Serviços prestados pelo indivíduo		Utilização de dispositivos de protecção Controlo de hábito	Utilização de Serviços de medicina dentária	Utilização de Serviços de medicina dentária	Utilização de serviços dentários
Serviços prestados pela comunidade	Dentário Saúde Educação Programas	Guarda bucal Segurança das crianças Segurança do edifício escolar e dos parques infantis	Provisão de Serviços de medicina dentária	Provisão de Serviços de medicina dentária	Provisão de Serviços de medicina dentária
Serviços prestados pelo profissional	Paciente Educação	Controlo de cáries Mantenedores do espaço Aconselhamento genético Aconselhamento parental	Menor Ortodontia	Cirurgia Ortodôntica	Dentisteria protética fixa/removível maxilo-facial Cirurgia plástica Fonoaudiologia Aconselhamento

PREVENÇÃO DA MALOCLUSÃO

^ Ortodontia Preventiva

^ Ortodontia Interceptiva

ORTODONTIA PREVENTIVA

- Medidas tomadas para preservar a integridade do que parece ser uma oclusão normal num momento específico - Graber (1966)
- Prevenção de potenciais interferências no desenvolvimento oclusal - Profitt e Ackermann (1980)

ORTODONTIA PREVENTIVA

- Educação dos pais
- Controlo de cáries
- Cuidados com a dentição decídua
- Gestão da anquilose dentária
- Manutenção da tabela de tempo de desprendimento dos dentes
- Check-up para hábitos orais
- Equilíbrio oclusal
- Manutenção do espaço
- Extracção de supranumerários
- Gestão do primeiro molar permanente profundamente fechado

Aconselhamento aos pais

- Aconselhamento pré-natal
- Aconselhamento pós-natal
  - Seis meses a um ano de idade
  - Dois anos de idade
  - Três anos de idade
  - Cinco a seis anos de idade

Aconselhamento pré-natal

> Importância da manutenção da higiene oral pela mãe
> Nutrição e desenvolvimento do feto

Aconselhamento pós-natal

> Seis meses a um ano de idade
  - Dentição e irritação associada
  - Limpeza da dentição decídua com pano limpo e macio de algodão

- Introdução da escovagem com a ajuda da escova de dedos

> Dois anos de idade

- Alimentação das garrafas a ser retirada por 18 a 24 meses para reduzir a possibilidade de cáries

- Escovagem a ser iniciada após o pequeno-almoço e após o jantar

- Exame clínico para avaliar qualquer deterioração incipiente e estado de erupção

> Três anos de idade

- Os hábitos orais e os seus efeitos no desenvolvimento da oclusão

- Avaliação clínica da erupção incompleta da dentição decídua ou da presença de retalho pericoronário que pode levar ao desenvolvimento de cárie

- Exame clínico da dentição e oclusão

> Cinco a seis anos de idade

- Os pais informados sobre a esfoliação de dentes decíduos

- Extracção de dentes decíduos devido à cárie

- Manutenção do espaço

- Revisão constante

MANUTENÇÃO DO ESPAÇO (RAYMOND C THROW)

^ Mantenedores de espaço fixo

◆ Classe I

> Não funcional

- Tipo de barra

- Tipo de laço

> Funcional

- Tipo pontiagudo

> Tipo de arco linguístico

◆ Classe II - Tipo cantilever

> Sapato distal

> Faixa e Laço

^ Mantenedores de espaços amovíveis

◆ Dentadura parcial acrílica

◆ Prótese dentária completa

◆ Mantenedores de espaço distal removível para sapatos

MANTENEDOR DO ESPAÇO - REQUISITOS IDEAIS

1. Deve manter todo o espaço mesio-distal criado por um dente perdido
2. Deve restaurar a função na medida do possível
3. Prevenir a sobre-erupção de dentes opostos
4. Simples na construção
5. Deve ser forte para resistir às forças funcionais
6. Não deve exercer uma tensão excessiva sobre os dentes adjacentes
7. Deve permitir a manutenção da higiene oral
8. Não deve restringir o crescimento e desenvolvimento normais

MANTENEDOR DO ESPAÇO - EXEMPLOS

1. Mantenedor do espaço de banda e laço

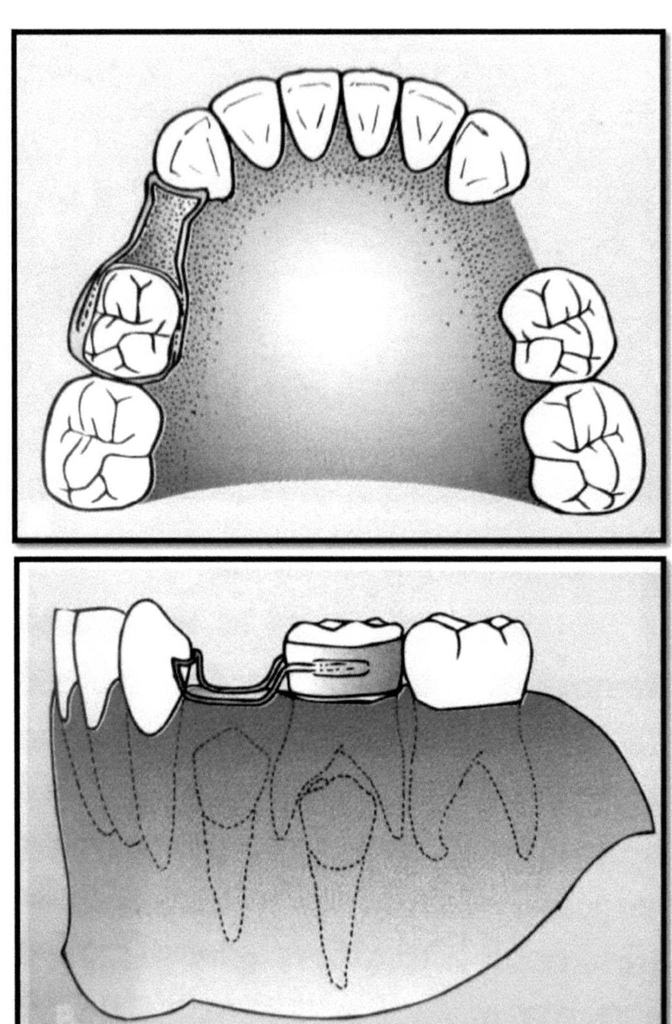

2. Arco Palatino de Nance

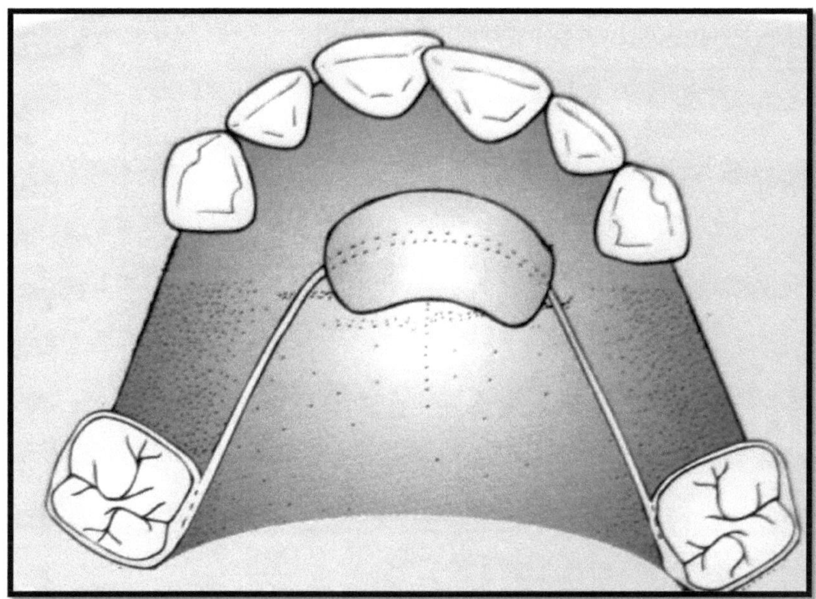

3. Mantenedor do espaço em arco linguístico

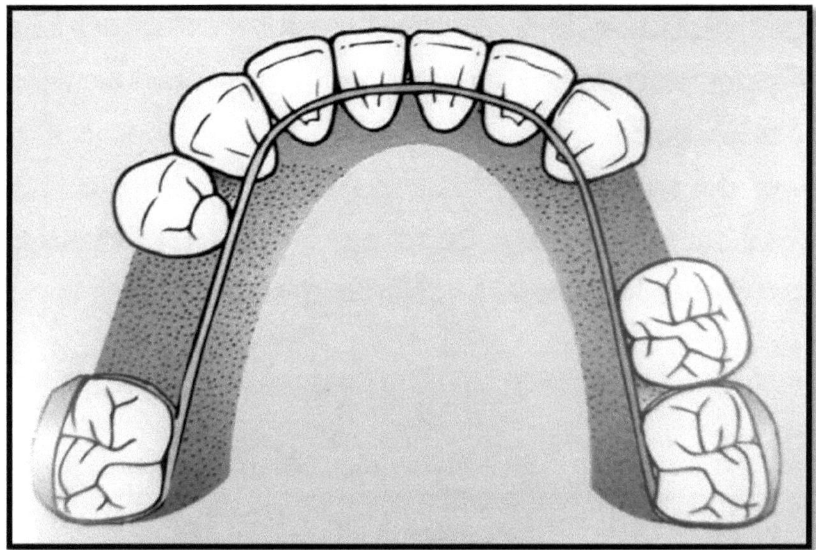

4. Mantenedor do Espaço do Arco Transpalatal

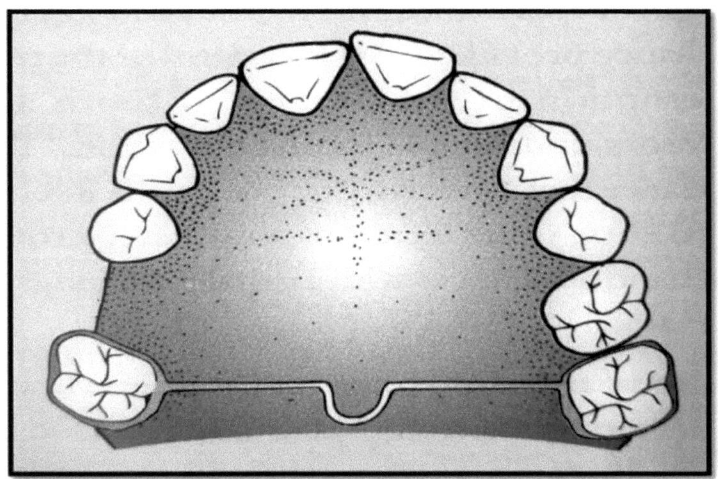

5. Mantenedor do Distal Shoe Space

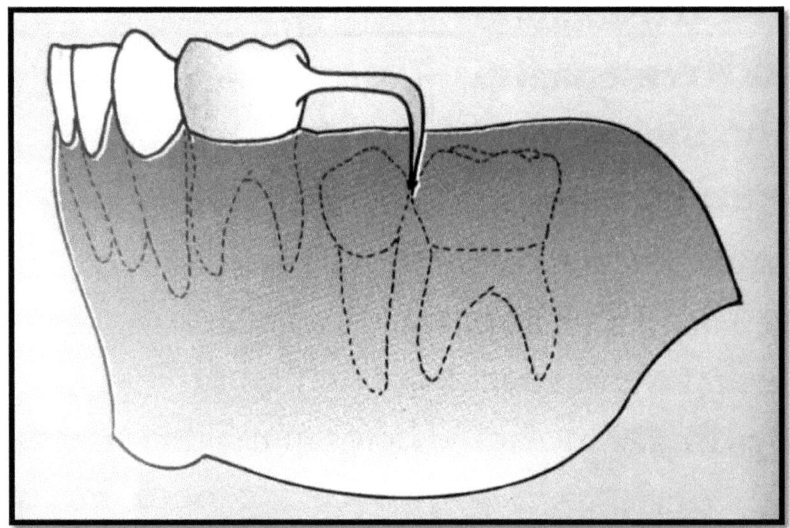

6. Mantenedor de Banda e Espaço de Bar

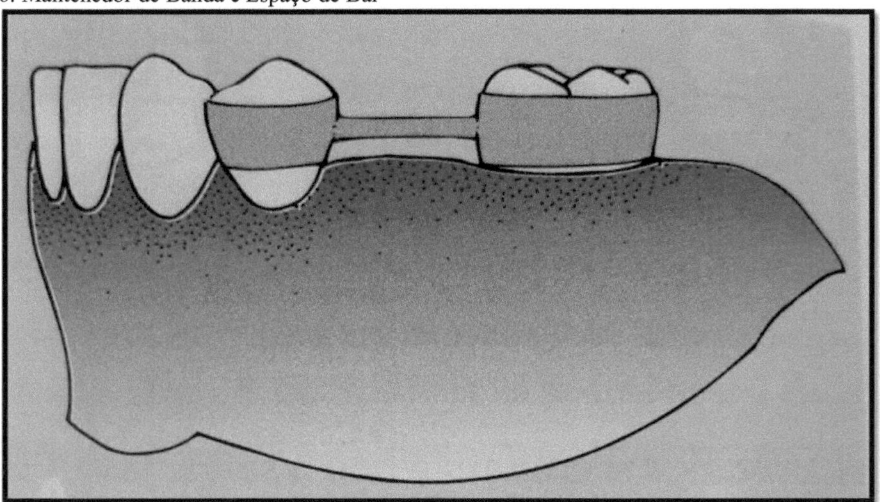

7. Mantenedor de Coroa e Espaço de Bar

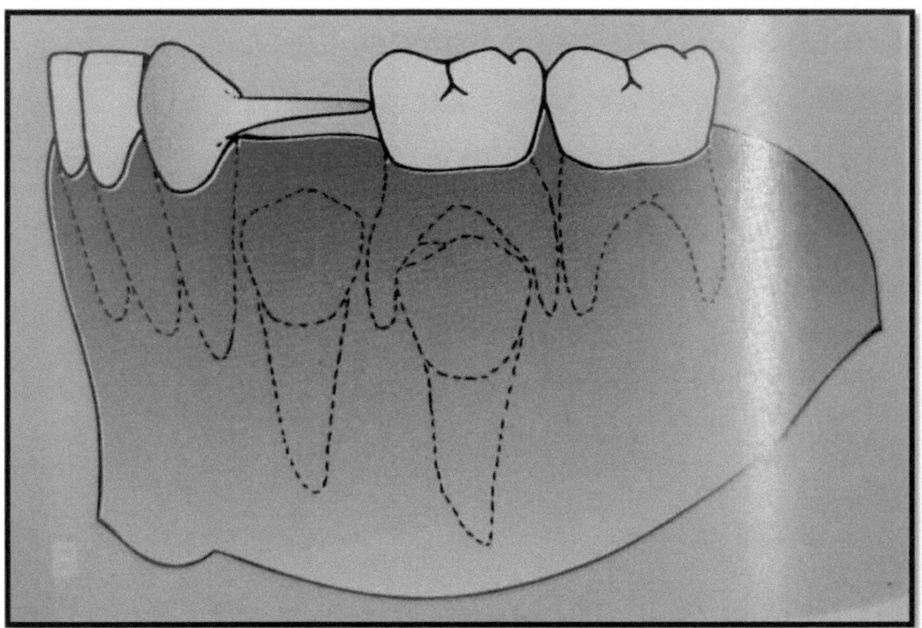

8. Guardião do espaço amovível

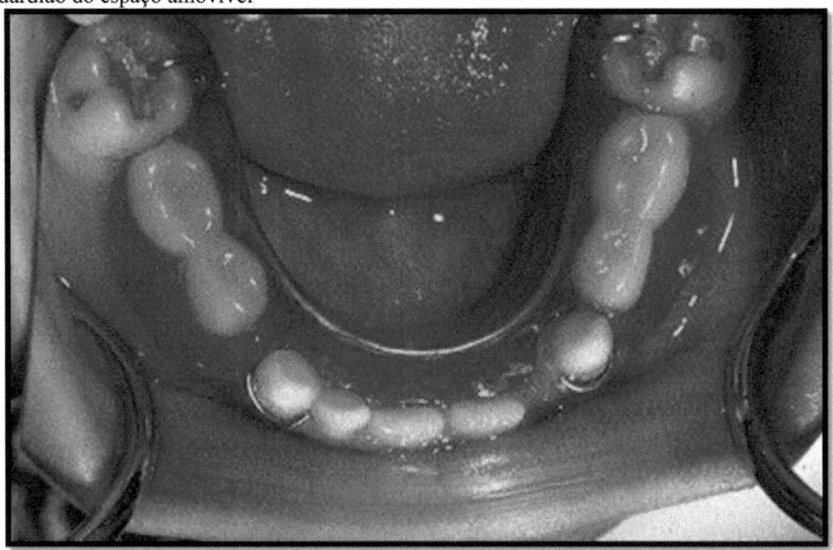

ORTODONTIA INTERCEPTIVA

A ciência e arte da Ortodontia empregada para reconhecer e eliminar potenciais irregularidades e malposições do complexo dento-facial em desenvolvimento - Conselho de Educação Ortodôntica da Associação Americana de Ortodontistas - Ortodontia: Princípios e Políticas

ORTODONTIA INTERCEPTIVA - TIPOS

1. Recuperação de espaço
2. Extracção em série
3. Correcção de mordeduras cruzadas anteriores e posteriores
4. Eliminação de hábitos orais
5. Exercício muscular
6. Remoção dos impedimentos dos tecidos moles e duros ao caminho da erupção

ORTODONTIA INTERCEPTIVA - EXEMPLOS

1. Gerber's Space Regainer
2. Space Regainer usando o Jackscrew
3. Recuperador de espaço usando Molas Cantilever

EXTRACÇÃO EM SÉRIE

A remoção planeada e sequencial dos dentes primários e permanentes para interceptar e reduzir os problemas de apinhamento dentário - Tweed

É um procedimento ortodôntico interceptivo normalmente iniciado na dentição mista precoce, para evitar o desenvolvimento de uma má oclusão totalmente amadurecida na dentição permanente

> Kjellgren (1929) - Cunhou o termo
> Nance (1940) - Pai da Extracção em Série = Extracção Planeada e Progressiva
> Hotz (1970) - Guidance of Eruption / Occlusion = Supervisão Activa dos Dentes por Extracção

A extracção em série é baseada em dois princípios:

1. Comprimento do arco - discrepância de material dentário
2. Movimento dentário fisiológico

Indicações:

1. Deficiência de comprimento do arco
2. Ausência de espaço fisiológico
3. Perda prematura de dentes decíduos
4. Incisivos laterais mal posicionados ou impactados
5. Incisivos superiores ou inferiores cheios
6. Padrão anormal de erupção
7. Onde o crescimento não é suficiente para superar a discrepância entre o material dentário e o osso basal
8. Sistema esquelético e muscular desarmony

Contra-indicações:

1. Maloclusão de Classe II e III de Angle com anomalias esqueléticas
2. Dentição espaçada
3. Anodontia / Oligodontia
4. Mordida aberta e Mordida profunda
5. Diastema da linha média
6. Dentes malformados não irrompidos
7. Cáries extensivas

Vantagens:

1. O tratamento é mais fisiológico, pois envolve a orientação do dente para a posição
2. Elimina ou reduz a duração do tratamento fixo multi-faixa
3. A saúde dos tecidos é preservada
4. Menor período de retenção
5. Resultados mais estáveis
6. O trauma psicológico associado à maloclusão é evitado, uma vez que o tratamento é feito em idade precoce

Desvantagens:

1. Com base no julgamento clínico
2. Não pode ser aplicado a todos os pacientes
3. Duração do tratamento: 2 - 3 anos
4. Cooperação dos pacientes
5. Desenvolvimento gradual do impulso da língua
6. Migração mesial dos dentes
7. Aprofundamento da mordida

Métodos de Extracção em Série:

1. Método Dewel's
2. Método de Tweed
3. Método de Nance

Métodos de Extracção em Série - Ano e Ordem de Extracção

> Método Dewel's: 8^anos - CD4
> Método Tweed: 8 anos - DC4
> Método de Nance: 8 anos - D4C

CORRECÇÃO DE MORDIDAS CRUZADAS

❖ Anterior

> Terapia da Lâmina de Língua

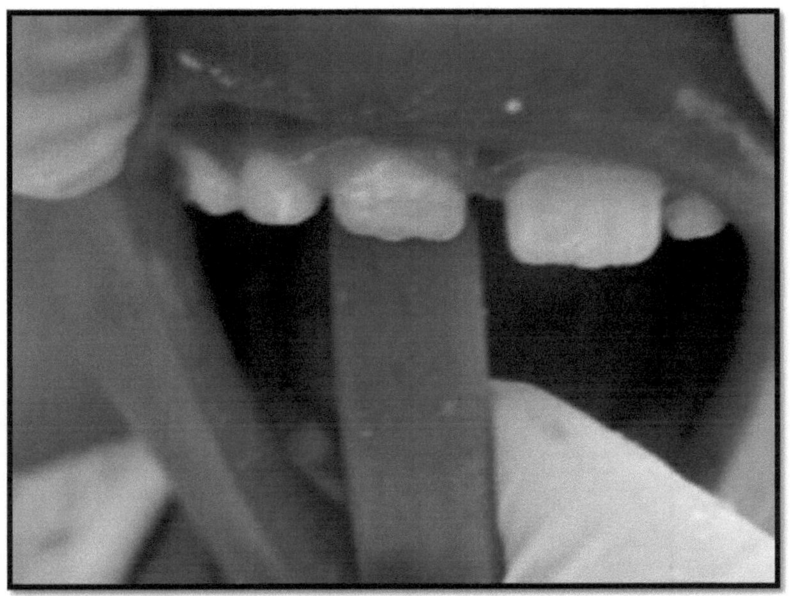

> Aparelho de Catlan

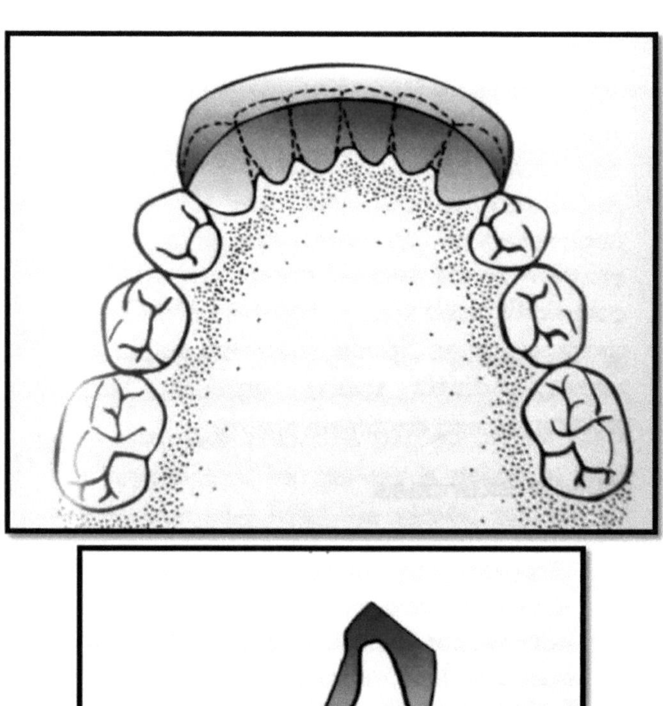

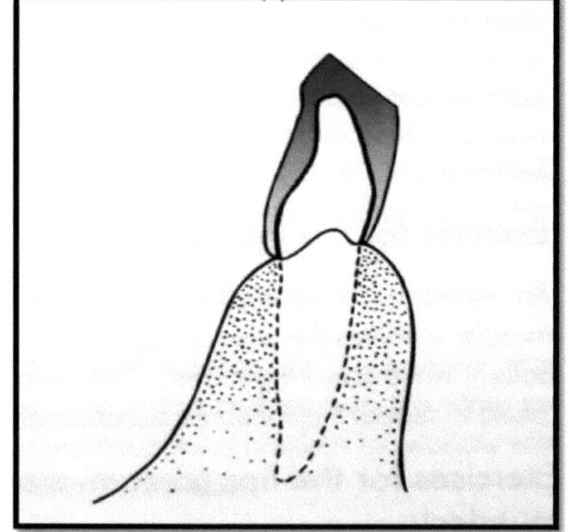

> Hawley's Appliance com mola Z

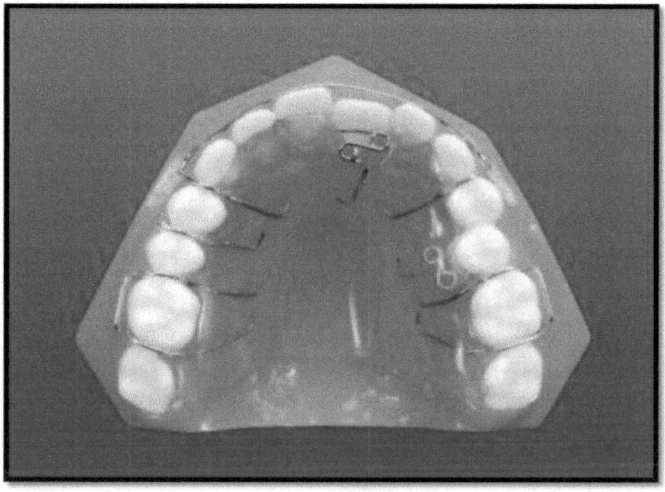

◆ Posterior
  > Quad Helix

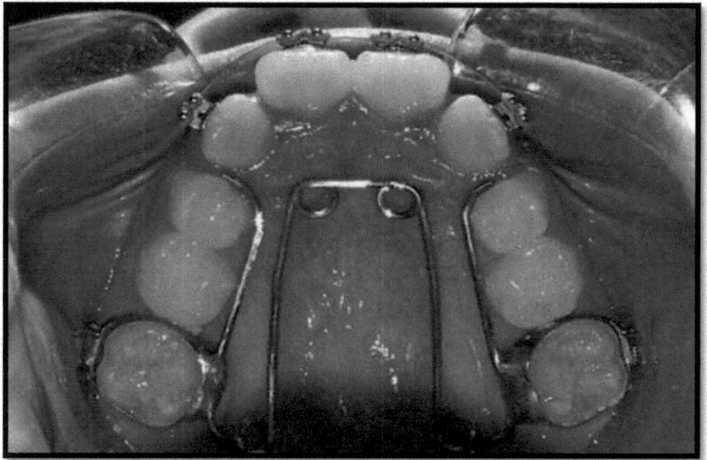

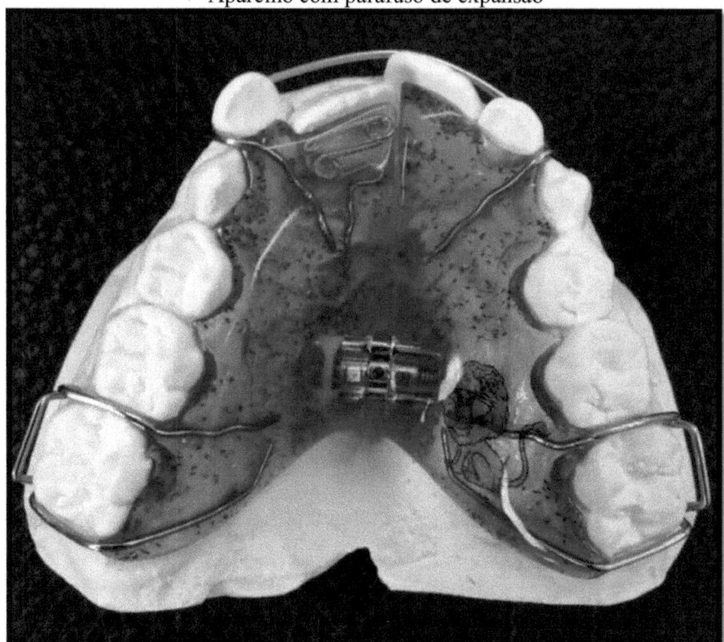

CONTROLO DE HÁBITOS ANORMAIS

Um hábito é definido como a tendência para um acto que se tornou um desempenho repetido, relativamente fixo, consistente e fácil de executar por um indivíduo.

- Chupar o polegar
- Empurrar a língua
- Respiração bucal
- Morder os lábios
- Mordedura de unhas

SUGESTÃO DE THUMB

- Normal: 3^ - 4 anos
- Fases de Desenvolvimento
  - Fase 1: Normal e Sub-Clínica = Visto durante os 3 primeiros anos de vida
  - Fase 2: Sucção clinicamente significativa = 3 - 5 anos de idade
  - Fase 3: Sucção Intra-ráctil = Para além do quinto ano de vida

EMPURRAR A LÍNGUA

Classificação - James S Braner e Holt

^ Tipo I: Impulso de Língua Não Deformante

^ Tipo II: Deformação do Empuxo de Língua Anterior

- Subgrupo 1: Mordida Aberta Anterior

- Subgrupo 2: Proclinação Anterior

- Subgrupo 3: Mordedura Posterior Cruzada

^ Tipo III: Deforming Lateral Tongue Thrust

- Subgrupo 1: Mordida Aberta Posterior

- Subgrupo 2: Mordedura Posterior Cruzada

- Subgrupo 3: Overbite profundo

^ Tipo IV: Deformação do Impulso Anterior e Lateral da Língua

- Subgrupo 1: Mordedura Aberta Anterior e Posterior

- Subgrupo 2: Proclinação de Dentes Anteriores

- Subgrupo 3: Mordedura Posterior Cruzada

RESPIRAÇÃO BUCAL

Tipos:

1. Obstrutivo
2. Habitual
3. Anatómica

Características:

1. Face longa e estreita
2. Nariz estreito e passagem nasal
3. Lábio curto e flácido
4. Arco superior contratado
5. Mordida cruzada posterior
6. Aumento do overjet
7. Mordida aberta anterior

Tratamento:

1. Remoção de obstrução nasal ou faríngea
2. Intercepção de Hábito - Ecrã Vestibular
3. Expansão rápida da Maxillary

EXERCÍCIO MUSCULAR

Musculatura Orofacial Estável - Oclusão Equilibrada

- Orienta o desenvolvimento da oclusão
- Permitir padrões de crescimento óptimos
- Proporciona retenção e estabilidade em casos ortodônticos pós-correcção
- Não alterar drasticamente qualquer padrão de crescimento ósseo
- Não substituem o tratamento ortodôntico correctivo

Exercício para Masseter Muscle:

1. Pede-se ao paciente que cerre os dentes, conte até 10 em mente e depois os relaxe

2. Isto tem de ser repetido durante um período de tempo, até o músculo masséter se sentir cansado

Exercício para o músculo pterigóides:

1. Nos casos de oclusão, os pacientes são solicitados a sobressair a mandíbula o mais possível e depois retraí-la

2. O exercício é repetido até que o músculo se sinta cansado

Exercício para os Lábios (Circum-oral Muscles):

1. Estiramento do lábio superior para manter o selo labial
2. Segurar e bombear a água para trás e para a frente atrás dos lábios
3. Exercício de puxar o botão
4. Exercício do cabo de guerra

Exercício para a Língua:

1. Andorinha elástica: O elástico de 5/16 polegadas colocado na ponta da língua e a língua é levantado e mantido contra a zona de ruga e é feito para engolir - Correcção do posicionamento incorrecto da língua

2. Exercício de Puxar por Espera: A ponta da língua é feita para contactar o palato na linha média e a mandíbula é gradualmente aberta. Isto permite o alongamento do frenum para aliviar a tensão média da língua.

APARELHO MIOFUNCIONAL

- Aparelhos Funcionais ou Miafuncionais
- Dependem da musculatura oro-facial para a sua acção
- Transmitir / Eliminar / Guiar as forças naturais da musculatura

❖ Utilizado para procedimentos de modificação do crescimento destinados a interceptar e tratar as discrepâncias maxilares

  ❖ Pode aumentar ou restringir o tamanho do maxilar

  ❖ Mudar a relação espacial das mandíbulas

  ❖ Mudar a direcção do crescimento das mandíbulas

  ❖ Acelera o crescimento desejável

História:

  ❖ 1879: Norman Kingsley - Aparelho de Salto de Mordidas

  ❖ 1902: Pierre Robin - Primeiro praticante a utilizar aparelho ortopédico de mandíbula funcional

  ❖ 1909: Viggo Andersen - Activador

  ❖ 1905: Emil Herbst - Aparelho Herbst

  ❖ 1950: Wilhelm Balters - Bionator

  ❖ 1957: Rolf Frankel - Regulador Funcional

Classificação:

1. Aparelho Funcional Removível: Activador, Appliance de Frankel

2. Aparelho Funcional Fixo: Herbst e Jasper Jumper

3. Aparelho Funcional Semi-Fixado: Aparelhos de baixo

Classificação (Proffit)

1. Aparelhos passivos de dente: Activador, Bionator e aparelho Herbst

2. Aparelhos activos com dentes: Modificação de activador e bionador com parafusos de expansão ou molas

3. Aparelhos com tecido: Frankel Regulador Funcional

ECRÃ VESTIBULAR - NEWELL (1912)

❖ Usado para aplicar a força da musculatura circunvalada aos dentes ou para aliviar essas forças dos dentes, permitindo-lhes assim moverem-se devido às forças exercidas pela língua

  ❖ Aplicação de força + Eliminação de força

Indicações:

1. Usado principalmente para interceptar o hábito de respiração oral, mas também para chupar o polegar, morder unhas, morder os lábios e morder as bochechas

2. Tratamento de oclusões leves

3. Usado para realizar exercício muscular para ajudar a corrigir os músculos hipotónicos dos lábios e bochechas

4. Utilizado para correcção da proclinação anterior ligeira

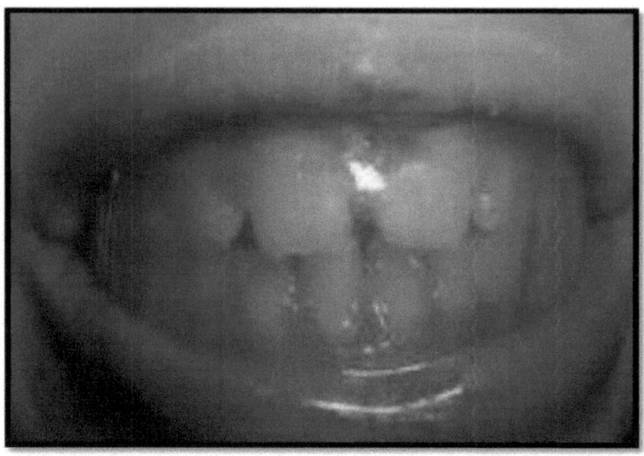

BUMPER LIP

- ❖ Combinado amovível - aparelho fixo
- ❖ Aplicação de força ou eliminação de força
- ❖ Utilizado tanto na maxila como na mandíbula

Utilizações:

1. Usado para interceptar o hábito de chupar lábios
2. Actividade mentalis hiperactiva
3. Usado para aumentar o ancoradouro
4. Distalização de molares
5. Recuperadores de espaço

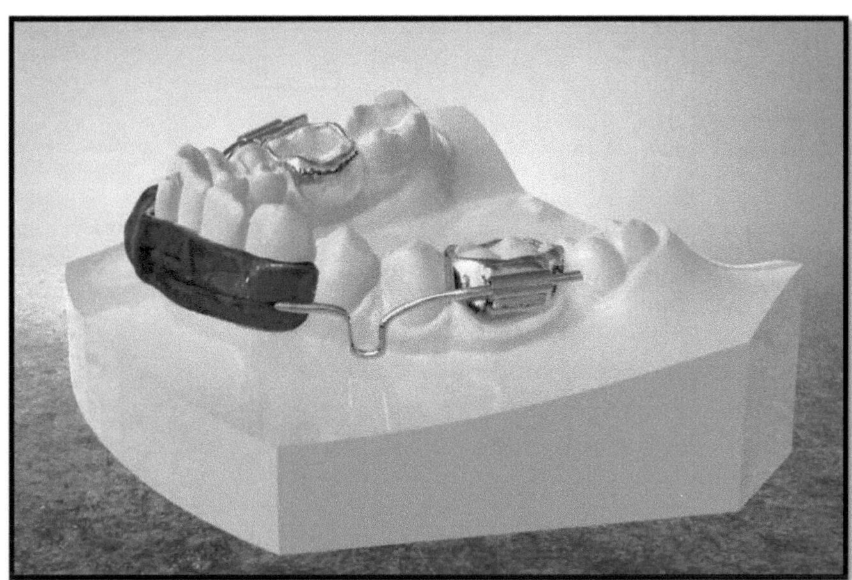

ACTIVADOR

^ Viggo Anderson (1908) - Dinamarca

Retentor do tipo Hawley- modificado para arco maxilar ao qual foi adicionada uma flange em forma de sapato de cavalo lingual para ajudar no posicionamento da mandíbula para a frente. Deu à sua filha que foi de férias durante 3 meses. No regresso, houve uma marcada correcção sagital e melhoria no perfil facial

^ Recipiente de Trabalho Biomecânico (Andersen)

Mudou-se para a Noruega, juntou-se a Karl Haupl e modificou-o e chamou-lhe Ortopedia Funcional da Mandíbula

^ Norwegian Appliance (Desenvolvido na Noruega)

^ Activador - Devido à sua capacidade de activar músculos

Indicações:

1. Classe II Div 1 e 2
2. Classe III
3. Mordida aberta de classe I
4. Mordedura profunda classe I
5. Crianças com falta de desenvolvimento vertical em altura facial inferior

Contra-indicações:

1. Classe I
2. Multidões
3. Desarmonia entre o tamanho do dente e o tamanho do maxilar
4. Indivíduos sem cultura
5. Crianças com excesso de altura facial inferior e crescimento vertical mandibular extremo

Vantagens:

1. Utiliza o crescimento existente das mandíbulas
2. As nomeações são curtas devido a pequenos ajustes
3. Económico
4. Mínimos problemas de higiene oral

Desvantagens:

1. Requer boa cooperação do paciente
2. Não produz detalhes precisos e acabamento da oclusão
3. Pode produzir rotação mandibular moderada (anteriormente para baixo)

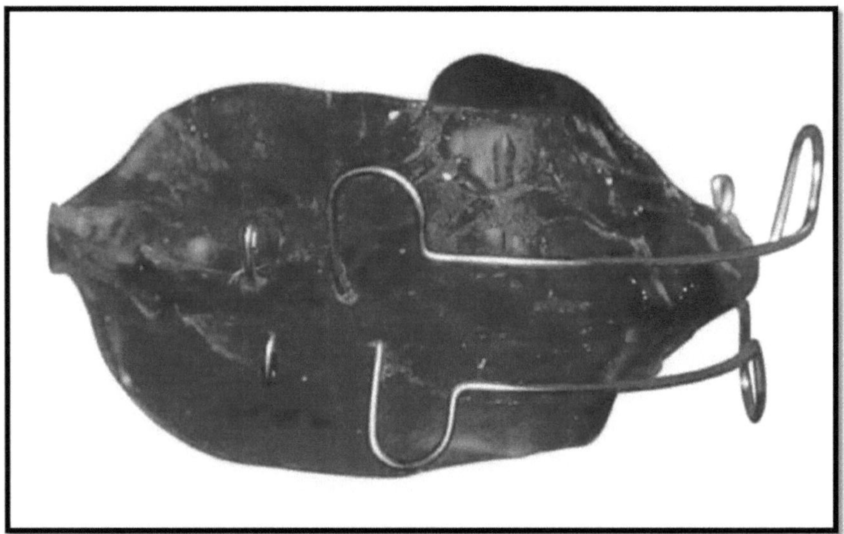

REGULADOR FUNCIONAL

^ Corrector de Funções / Regulador de Funções

^ Rolf Frankel (Alemanha)

^ Aparelho Frankel / Aparelho de Ginástica Oral

Dois efeitos principais do tratamento:

1. Serve como modelo contra a função dos músculos crânio-faciais
2. Remove forças musculares em áreas labiais e bucais que restringem o crescimento esquelético para proporcionar ambiente para o crescimento esquelético

Tipos:

^ FR 1: Classe I e Classe II Divisão 1

❖ FR 1a: Utilizado para a má oclusão de Classe I com apinhamento ligeiro a moderado e também para casos de mordidas profundas de Classe I

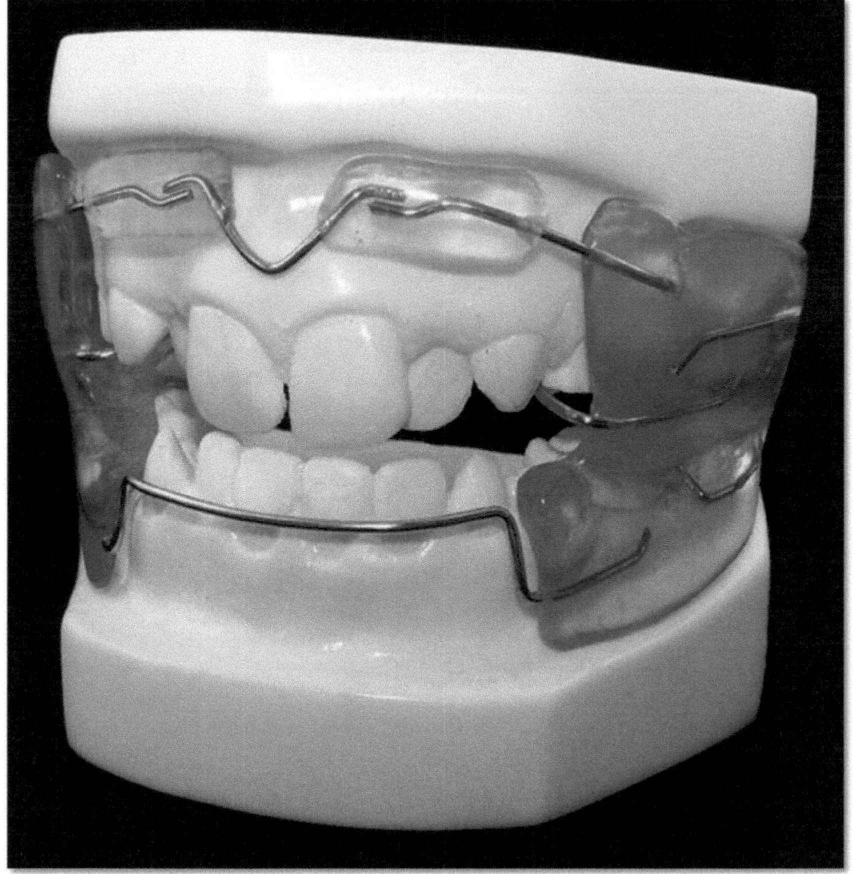

❖ FR 1b: Classe II Divisão 1 (Overjet não superior a 5 mm)

❖ FR 1c: Classe II Divisão 1 (Overjet mais de 7 mm)

^ FR 2: Classe II Divisão 1 e 2

^ FR 3: Classe III

^ FR 4: Mordida aberta e protrusão bimaxilar

^ FR 5: Regulador funcional com arnês para pacientes com elevado ângulo do plano mandibular e excesso vertical do maxilar

BIONATOR

^ Wilhelm Balters (1950)

^ Menos volumoso e mais elástico que o activador

◆ Aparelho Padrão - Classe II Divisão 1 e 2 e Classe I com arcos dentários estreitos

◆ Aparelho de Classe III

◆ Aparelho de mordedura aberta

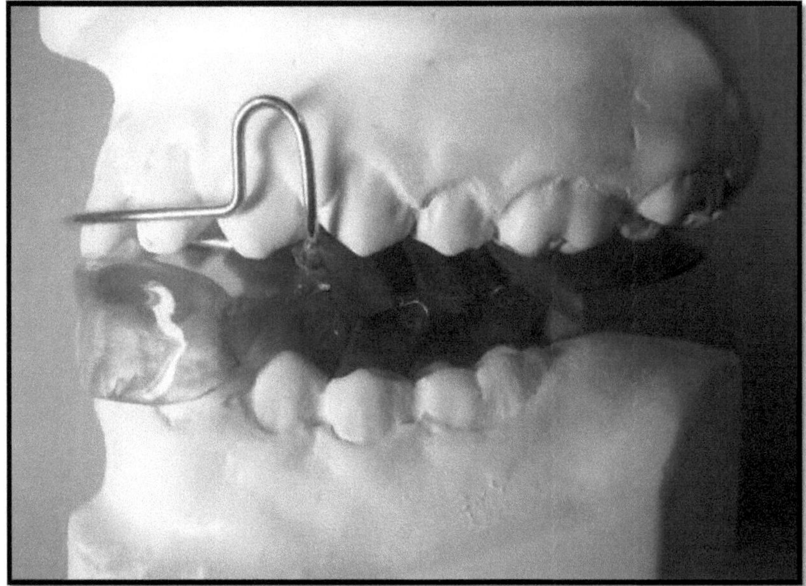

APARELHO DE BLOCO DUPLO

> Combina planos inclinados com tracção intermaxilar e extra-oral

> Consiste em lugares superiores e inferiores com planos de mordida inclinados oclusivamente para causar deslocamento mandibular

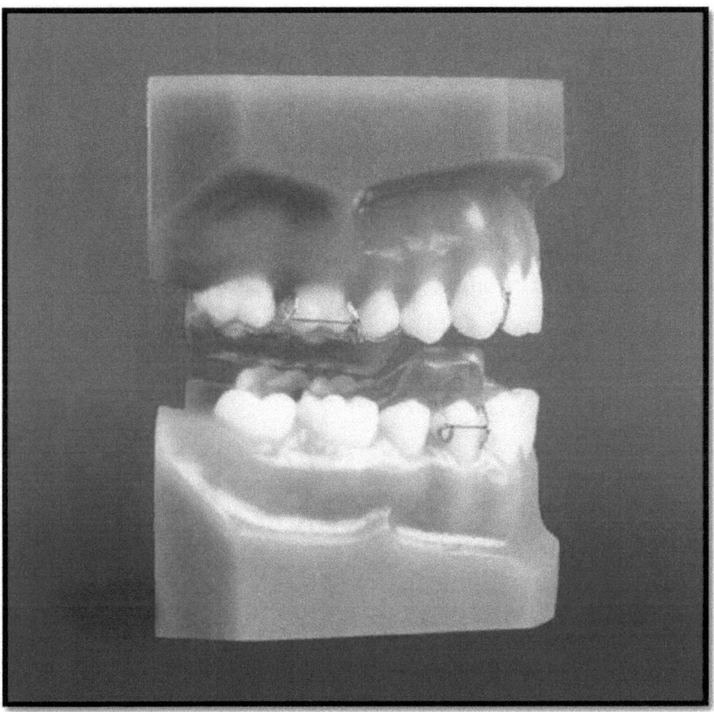

APARELHO HERBST - EMIL HERBST (1950)

Indicações:

1. Correcção da má oclusão de Classe II devido a mandíbula retrognática

2. Utilizado como tala de reposicionamento anterior em doentes com patologias da articulação temporomandibular

Indicações específicas:

1. Pacientes pós-adolescentes: À medida que o tratamento é concluído em 6 - 8 meses, é útil nestes pacientes devido ao menor crescimento residual remanescente

2. Respiradores bucais

3. Pacientes não cooperantes

Vantagens:

1. A acção é contínua porque é um aparelho fixo
2. A duração do tratamento é curta
3. Menos cooperação do paciente necessária
4. Pode ser utilizado com sucesso em pacientes que no final da fase de crescimento
5. Usado em doentes que são respiradores bucais

Desvantagens:

1. Aumento do risco de desenvolvimento de dupla mordedura com sintomas de disfunção da ATM
2. Quebra repetida e afrouxamento do aparelho, especialmente na área dos pré-molares
3. Acumulação de placas e descalcificação do esmalte
4. Tendência para mordida aberta posterior ao término da terapia

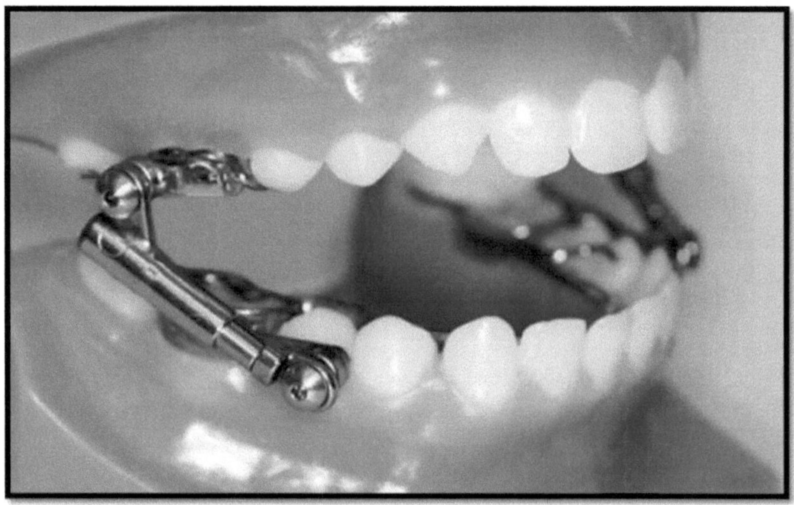

JASPER JUMPER - JJ JASPER (1980)

^ Semelhante ao aparelho Herbst mas mais flexível

Vantagens:

1. Produz forças contínuas
2. Não requer a adesão do paciente
3. Permitir um maior grau de liberdade mandibular do que o aparelho Herbst
4. A higiene oral é mais fácil de manter

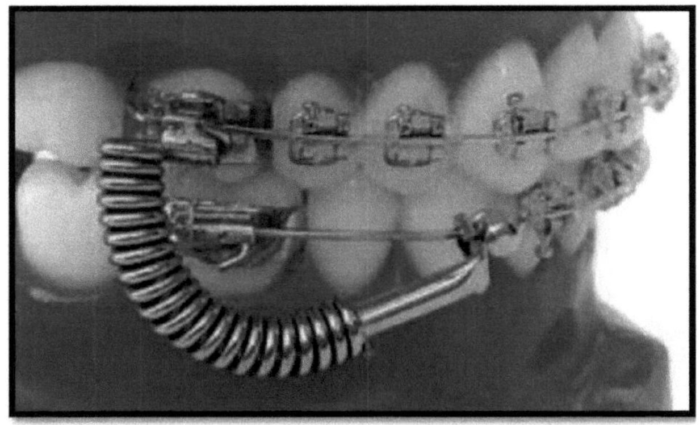

APARELHO FUNCIONAL MAX GYM

^ Aparelho ortopédico ortopédico dentofacial

^ Usado para prolongar um complexo maxilar deficiente ou colocado para trás, usando pesos variáveis empilhados num mecanismo de roldana através de uma tala de maxilar com o gancho, colada ao maxilar superior, o que traz a correcção da má oclusão de classe III

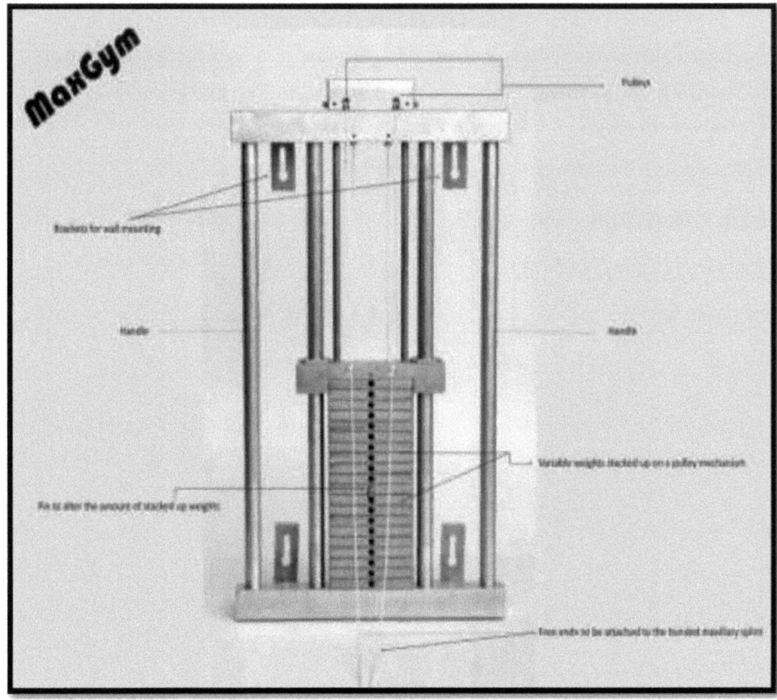

RETENÇÃO

Tipos de retenção:

^ Retenção limitada

- ◆ Mordedura cruzada corrigida e mordedura excessiva
- ◆ Estojo de extracção em série

^ Retenção moderada

- ◆ Casos de não-extracção de classe I
- ◆ Classe I, Classe II Div 1 e 2
- ◆ Correcção antecipada da rotação

^ Retenção permanente

- ◆ Expansão do arco
- ◆ Diastema da linha média
- ◆ Rotação severa
- ◆ Pacientes com musculatura anormal

CRITÉRIOS PARA OS RETENTORES (GRABER)

1. Deve reter todos os dentes que tenham sido movidos para as posições desejadas
2. Deve permitir que as forças funcionais normais actuem livremente
3. Deve ser autolimpante
4. Deve permitir a manutenção da higiene oral

TIPOS DE RETENTORES

1. Retentores amovíveis
2. Retentores fixos

RETENTORES AMOVÍVEIS

1. Hawley's Appliance (Charles Hawley - 1920)

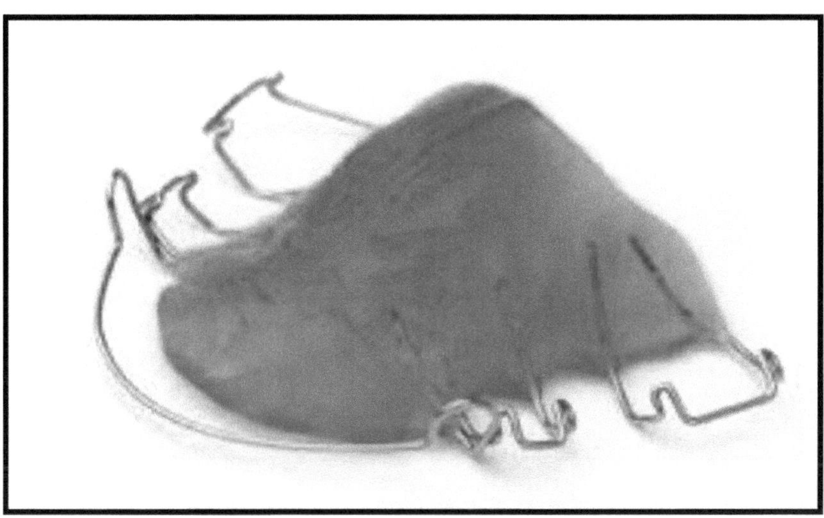

2. Mendigo Retentor (PR Begg)

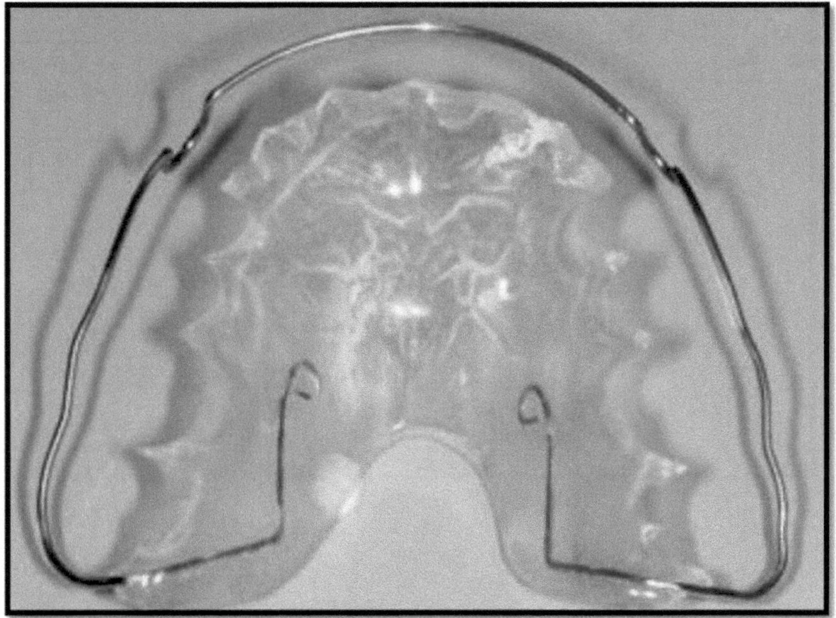

3. Clip - no Retainer

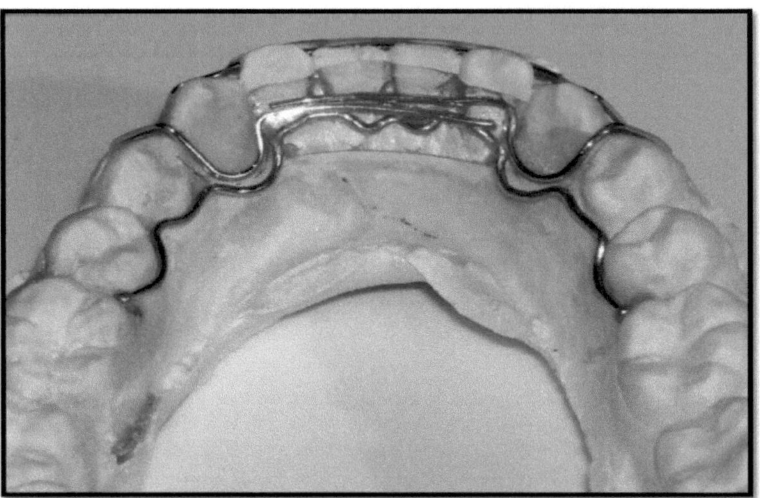

4. Posicionador de Dentes Kesling (HD Kesling - 1945)

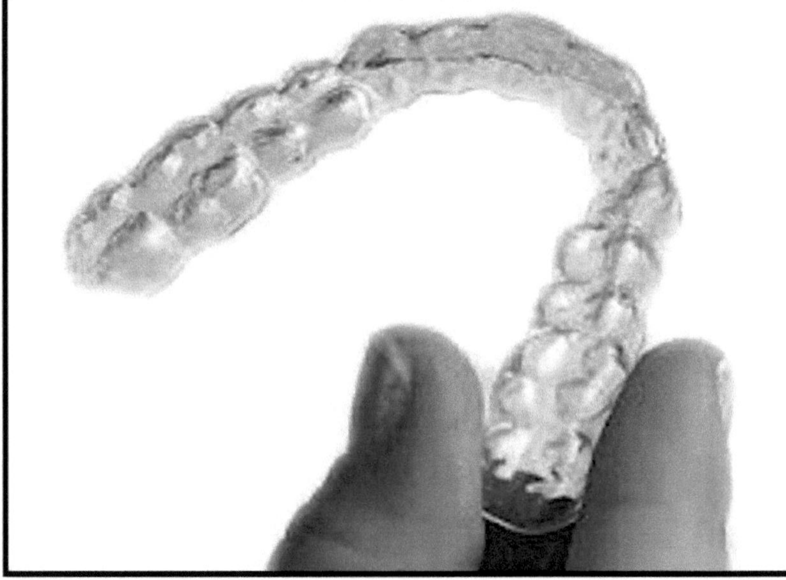

5. Retentor Invisível

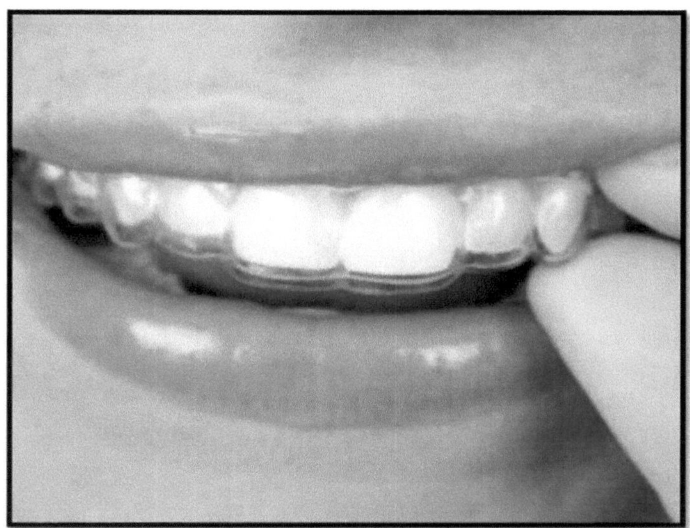

RETENTORES FIXOS

1. Aparelho Fixo

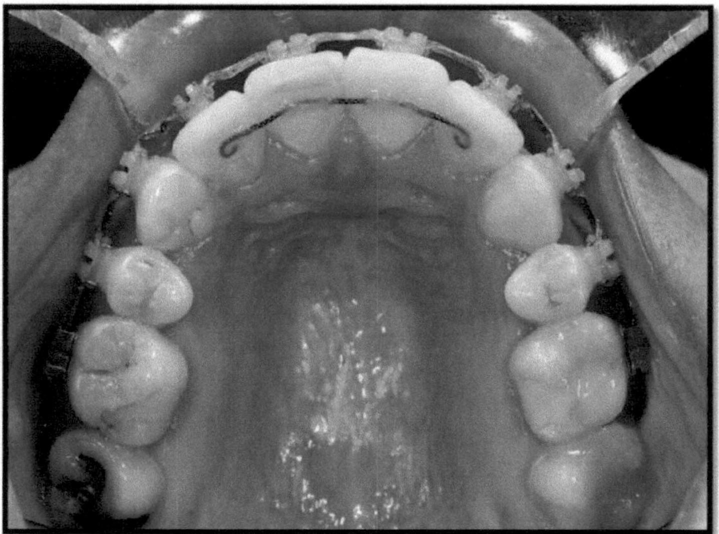

2. Retentor Linguístico de Ligação - Arco inteiro

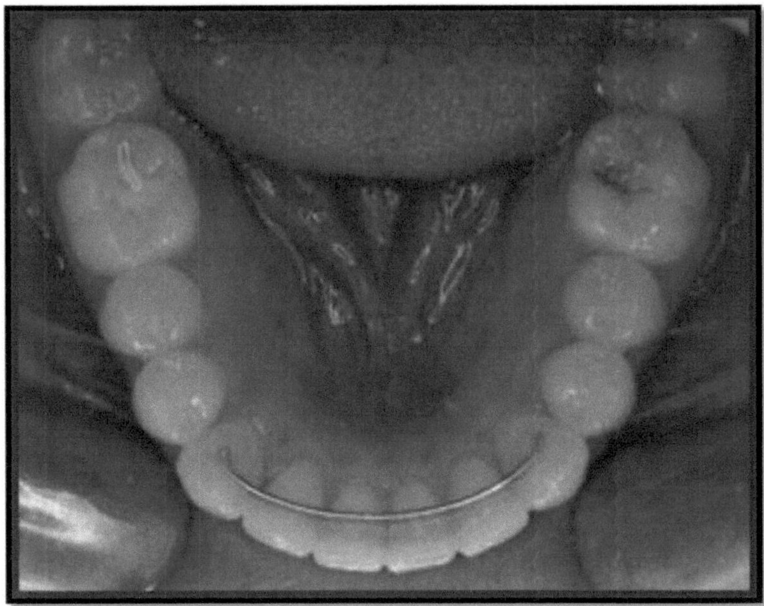

3. Bonded Lingual Retainer - Dois dentes (Correcção de Diastema na Linha Média)

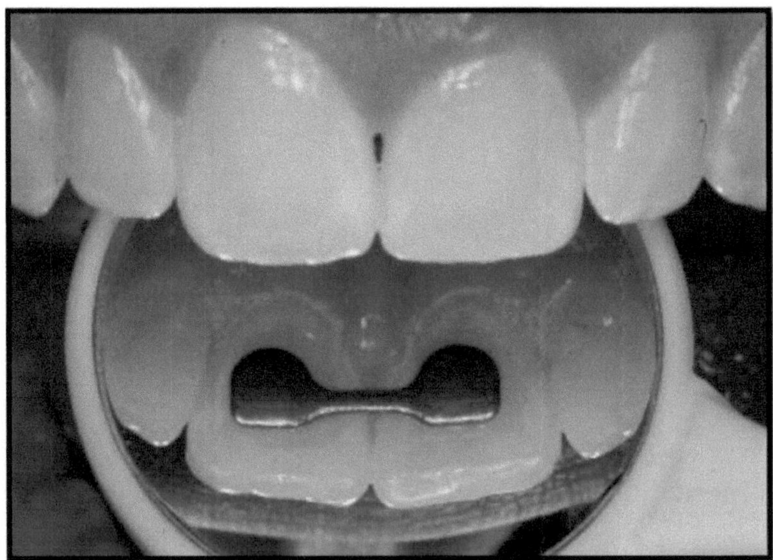

4. Canino ligado a Retentor Canino

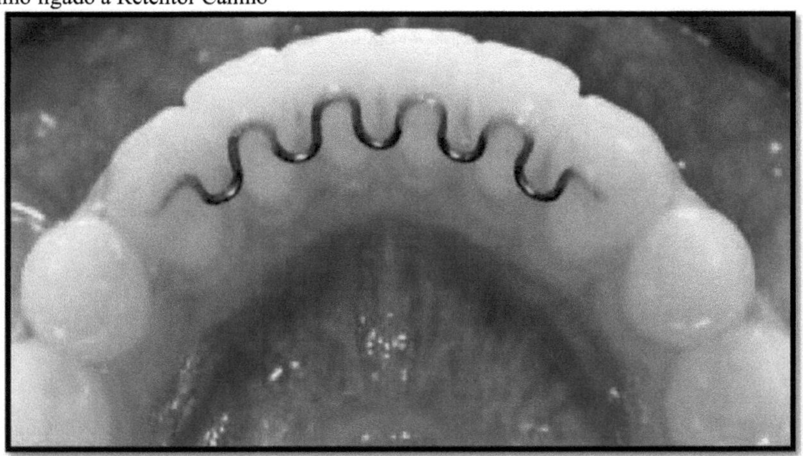

5. Canino enfaixado a Canino Retentor

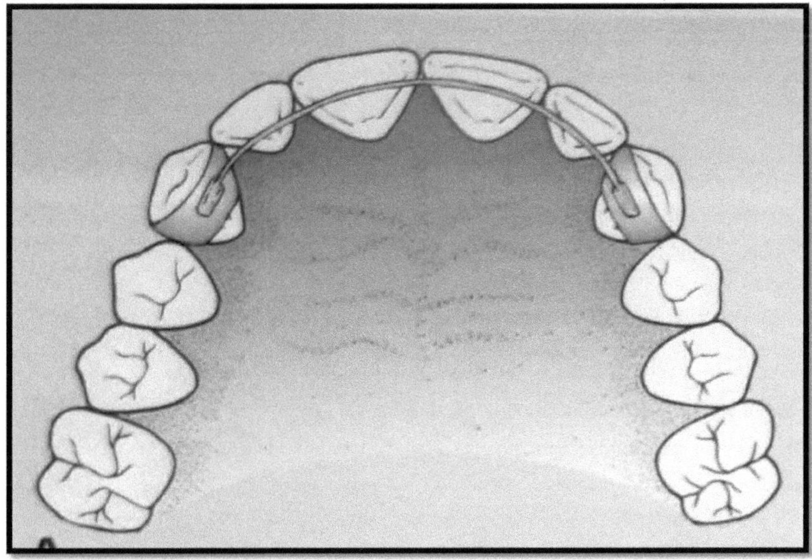

6. Faixa e Spur Retainer

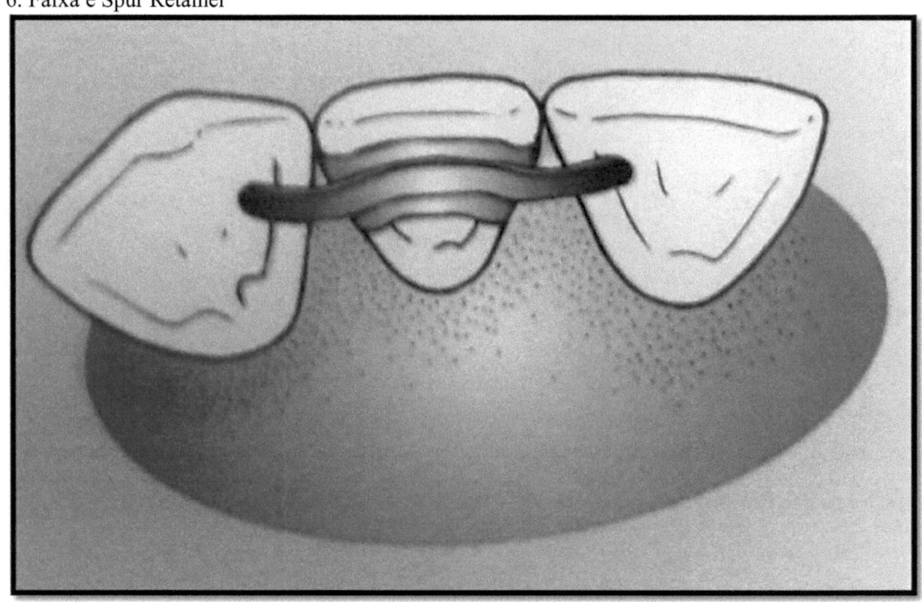

TRATAMENTO ORTODÔNTICO E QUALIDADE DE VIDA

Zhou Y, Wang Y, Wang X, Volière G, Hu R. O impacto do tratamento ortodôntico sobre a
qualidade de
vida uma revisão sistemática. BMC Saúde Oral 2014;14(1): 66.

^ Uma correlação entre o tratamento ortodôntico e a Qualidade de Vida

^ O tratamento ortodôntico resultou numa diminuição dos escores de Qualidade de Vida

^ A Ortodontia melhora moderadamente a Qualidade de Vida dos pacientes relacionada com a
Saúde Oral

CONCLUSÃO

A maloclusão não é apenas um estado de doença invariável, mas um espectro contínuo de variação oclusal, ocorrendo como uma miríade de combinações e permutações de uma série de traços ou sintomas heterogéneos, cada um com a sua própria vasta gama de gravidade e implicações na criação de uma manifestação particular de oclusão.

A verdadeira prevenção é virtualmente impossível, mas o tratamento precoce da maloclusão pode impedir a expressão plena ou pode resultar num tratamento mais fácil ou menos tratamento.

REFERÊNCIAS

> Davies SJ. Maloclusão - Um termo a precisar de ser abandonado ou redefinido? Br Dent J 2007 12;202(9):519-20 de Maio.

> O maxilar dos Habsburgos e Outras Deformidades da Consanguinidade Real [Internet]. HubPages. [citado 2015 Dez 5]. Disponível em: http://hubpages.com/education/The-Habsburg-Jaw-And- Other-Royal-Inbreeding-Deformities-and-Disorders

> Inglis-Arkell E. Uma Família em Espanha mostrou três gerações da "mandíbula dos Habsburgos" [Internet]. io9. [citado 2015 Dez 5]. Disponível em: http://io9.com/a-family-in-spain- exibiu três gerações-da-h-1679771704

> Peter S. Essentials of Preventive and Community Dentistry (Odontologia de Saúde Pública). 4ª edição. Nova Deli: Editora Arya Medi; 2011.

> Murray JJ. A prevenção da Doença Oral. 3ª edição. Tóquio: Oxford University Press; 1996.

> Bhalajhi SI. Ortodontia A Arte e a Ciência. 5ª edição. Nova Deli: Editora Arya Medi; 2013.

> Singh G. Textbook of Orthodontics. Nova Deli: Jaypee Brothers Medical Publishers; 2004.

> Chakravarthy PK. Índices Odontológicos - Ready Reckoner. Nova Deli: CBS Publishers & Distributors; 2014.

> Rajendran R, Sivapathasundharam B. Shafer's Textbook of Oral Pathology. 5ª edição. Nova Deli: Elsevier; 2006.

> Agarwal A, Mathur R. Uma Visão Geral dos Índices Ortodônticos. Mundo Dent J 2012; 3(1): 7786.

> Hassan R, Rahimah AK. Oclusão, má oclusão e método de medição - Uma visão geral. Arch Orofacial Sci 2007; 2: 3-9.

> Pinho Cm. Saúde Oral Comunitária. Grã-Bretanha: Bath Press; 1997.

> Grippaudo C, Paolantonio EG, La Torre G, Gualano MR, Oliva B, Deli R. A comparação dos índices de necessidade de tratamento ortodôntico. Ital J Saúde Pública 2008;5(3):181-6.

> Borzabadi-Farahani A. Uma Visão Geral de Índices de Necessidades de Tratamento Ortodôntico Seleccionados. In: Naretto S, editor. Princípios em Ortodontia Contemporânea [Internet]. InTech; 2011 [citado 2015 Dez 7]. Disponível a partir de: http://www.intechopen.com/books/principles-in- índices de necessidade de tratamentos ortodônticos contemporâneos/uma visão geral dos tratamentos ortodônticos seleccionados

> O Glossário de Termos Prostodônticos. J Prosthet Dent 2005; 94(1):10-92.

> Hart GD. A mandíbula dos Habsburgos. Can Med Assoc J 1971;104(7):601-3.

> Schendel SA, Walker G, Kamisugi A. Hawaiian craniofacial morphometries: crânio médio de Mokapuan, deformação craniana artificial, e a mandíbula "rocker". Am J Phys Anthropol 1980; 52(4): 491-500.

> Bhalajhi SI. Ortodontia A Arte e a Ciência. 5ª edição. Nova Deli: Editora Arya Medi; 2013.

> Singh G. Textbook of Orthodontics. Nova Deli: Jaypee Brothers Medical Publishers; 2004.

> Proffit WR. Ortodontia Contemporânea. 2ª edição. Estados Unidos da América: Mosby Year Book; 1993.

> Marwah N. Textbook of Pediatric Dentistry. 3ª edição. Nova Deli: Jaypee Brothers Medical Publishers; 2014.

> Premkumar S. Graber's Textbook of Orthodontics - Basic Principles and Practice. Haryana: Elsevier; 2013.

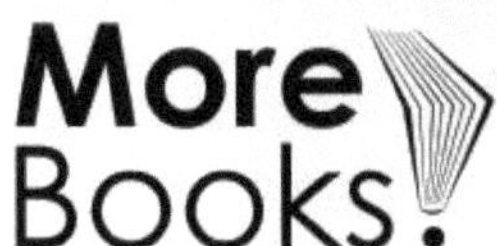
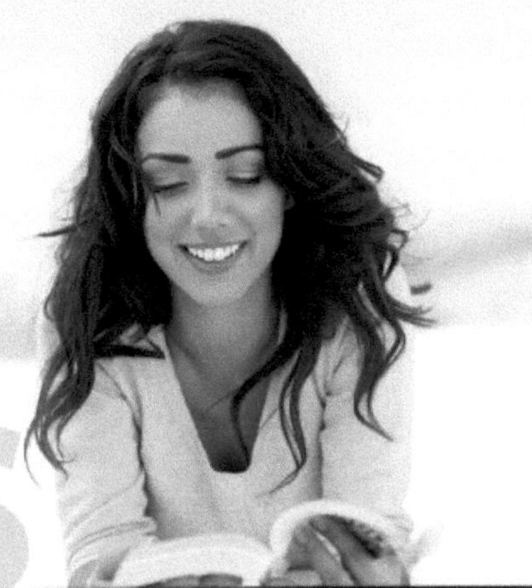

I want morebooks!

Buy your books fast and straightforward online - at one of world's fastest growing online book stores! Environmentally sound due to Print-on-Demand technologies.

Buy your books online at
www.morebooks.shop

Compre os seus livros mais rápido e diretamente na internet, em uma das livrarias on-line com o maior crescimento no mundo! Produção que protege o meio ambiente através das tecnologias de impressão sob demanda.

Compre os seus livros on-line em
www.morebooks.shop

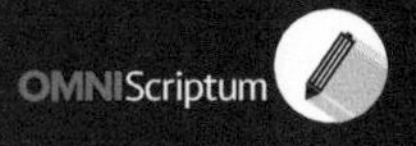

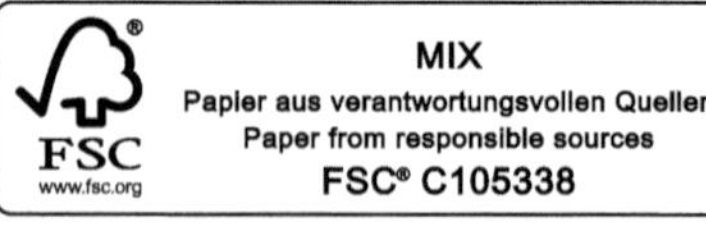

Printed by Books on Demand GmbH, Norderstedt / Germany